新たなる選択

免疫監視療法

横浜サトウクリニック院長
佐藤 忍

はじめに

「本物のガンになったら、もう治らないって本当ですか?」

「放っておけば自然に治るガンもあるって聞いたんですが……」

「抗ガン剤は、本当に効かないんでしょうか?」

「免疫療法って高いだけで効果がないって本当でしょうか?」


近年、当クリニックに来られる患者さんやそのご家族の方々から、このような質問を受けることが非常に多くなってきました。

その度に、私は次のようにお答えしています。


「本物のガンも偽物のガンもありません。ガンと診断されたものはすべてガンです」

「ガンが自然に治ることはありません。自然に治っているように見えるのは、自分の免疫力がガン細胞をやっつけているからです」

「確かに抗ガン剤が効かないガンもありますが、効くガンもあります」

「ひとくちに免疫療法といってもいろいろあります。効くか効かないかは、ガンの種類や進行具合にもよりますが、効果が出るまでには少し時間がかかることは確かです」

＊

はじめまして。私は横浜でガンの免疫療法を行っている医師の佐藤忍です。

じつは、私の父もガンの免疫療法に長い間たずさわった医師で、1970年に「免疫監視療法」という免疫によるガンの治療法を確立しました。

その父も19年前に亡くなり、私は父の意志を継いで、横浜の山下公園の近くでガンの免疫療法専門のクリニックを開業しています。

私自身も免疫監視療法の研究と治療を進め、これまで当クリニックが関わった臨床例は約2万件を数えるに至っています。

その中でわかったことは、「免疫力を高めればガンを封じ込める」ということです。

私のクリニックに来られる患者さんは、ステージ4の末期ガンの方が多いのですが、免疫監視療法で免疫力を高めることによって、多くの患者さんの延命に成功しています。
この治療は、化学療法や放射線治療とは対照的に、患者さんの身体を痛めつけることなく、生活の質を保つことを最大の特徴としています。
実際、肺ガンで余命1年と診断された方が、免疫力を高めることで9年間生きられたケースもありますし、肝臓ガンで余命1年と診断された方が、免疫力を高めることで腫瘍が消えたケースもあるのです。

現在、ガンの治療法は「手術」「抗ガン剤」「放射線治療」の3つが主流ですが、私はいずれの治療法を選択しても根本的にガンと闘うために一番大切なことは免疫力を高めることだと考えています。

そして、免疫力を高めるのに効果のある治療法が免疫療法なのです。

免疫療法には即効性はありません。時間をかけてゆっくりと患者さんが持っている免疫の力、すなわち、自らの病を治す力を高めてガンと闘う治療法なのです。

ただ、免疫療法については、誤解されている方が多いのも事実です。

そこで本書では、ガンに関する正しい情報を提供するとともに、免疫療法についての正しい情報をお伝えしたいと思います。具体的には、

第1章では、ガンに関する正しい情報について、

第2章では、ガン検診の実態と最新のガン検査について、

第3章では、免疫力とは何なのか、ということについて、

第4章では、免疫力を高めるために自分でできる方法について、

第5章では、免疫監視療法について、

第6章では、温熱療法について、

第7章では、免疫力をアップするサプリメントについてご紹介します。

本書を通じて、ガンに対する誤解を解いていただき、ガンについて抱かれている漠然とした不安を解消していただければ幸いです。

ガンを治すのは医師でも薬でもありません。患者さん自身なのです。

本書がそのための選択肢を増やす一助になることを願っています。

第4章　免疫力のスイッチが入る6つの生活習慣

第5章　副作用ゼロで注目される免疫療法とは？

第6章　温熱療法を組み合わせることで治療効率がアップする

第7章　免疫力をアップするサプリメントとは？

第１章

間違いだらけのガンの常識

① そもそもガン細胞は どうやって生まれるのか？

一説によると、私たち人間の身体は60兆個もの細胞でできていて、そのうち3000～4000億個の細胞が毎日死んでいき、それとほぼ同じ数の細胞が生まれていると言われています。

このように私たちの身体の中では、日々新しい細胞が生まれているわけですが、なかには遺伝子異常などの要因によって、異常な細胞が生まれてくることがあります。

たとえば、放射線を浴びることによって遺伝子の一部が傷つけられて、異常な細胞が生まれるといったことで、これがガン細胞なのです。

じつは、健康な人でも毎日３０００個から５０００個のガン細胞が生まれていると言われています。

ところが、誰もがガンになるわけではないのは、私たちの身体の中に、変化した遺伝子を監視する仕組みや、傷ついた遺伝子を修復する機能、異常な細胞が増えることを抑えたり、取り除いたりする機能があるからです。

しかし、異常な細胞がこの監視の目をすり抜けてしまうことがあります。その結果、異常細胞が増殖し、身体に害を与える悪性腫瘍となるのです。

これがガンになるメカニズムです。

②本物のガンと偽者のガンはどう違うのか？

最近よく質問されるのが、「偽物のガンだったら放っておけば治るけれど、本物のガンだったら治らないからあきらめるしかないのでしょうか？」というものです。

これに対する私の答えは、「まず、ガンには本物も偽物もない」ということです。

検査の結果、医師によってガンと診断されたものは、間違いなくガンであり、そこには本物も偽物もありません。すべて本物のガンなのです。

医師がガンかどうかを診断するときは、必ず細胞の検査をします。

昔から、ガン細胞かどうかを判断する基準が決められていて、細胞の変化の具合によって5段階に分かれています。

専門の医師がその細胞を顕微鏡で見て、細胞が正常なら「クラスⅠ」。正常ではないが、まったく問題ないレベルのものは「クラスⅡ」。少し変化しているが、ガン細胞ではないものは「クラスⅢ」。そして、「クラスⅣ」と「Ⅴ」はガン細胞の要件を満たしているものです。

つまり、細胞検査で「クラスⅣ」「Ⅴ」と診断されたものは、間違いなく本物のガン細胞なのです。

次に、放っておけば治るガンもあるのかどうかということですが、前述したように、私たちの身体の中には異常な細胞の増殖を抑えたり、死滅させたりする機能があります。

これを「免疫力」と呼んでいるわけですが、この免疫力が正常に機能すれば、ガン細胞を死滅させることができますので、ガンが自然に治ることもありえます。

だからといって、放っておけばすべて治るというわけでもありませんので、きちんと治療したほうがいいことは事実です。

適切な治療を受ければ、ガンも治りますので、ガンになったらあきらめるしかないという認識は、間違っているといってもいいでしょう。

ただし、ひとくちにガンといっても、増殖のスピードが速く、どんどん転移していく暴れん坊のガンもあれば、ゆっくりと増殖し、一カ所にとどまっているのんびり屋のガンもあり、暴れん坊のガンの場合は、治療が追いつかないこともあります。

③ 早期発見できても手術がベストな治療法ではないケースもある

現在、病院で行われているガンの治療法は、大きく分けて「手術」「放射線」「抗ガン剤」の3つです。

1つ目の手術については、ガンのかたまりを切り取ることによってガンを治そうというものです。

これが効果的なのは、ガンがまだそれほど大きくなく、1つの臓器内に限局しているものに限られますが、手術をすることでその後何十年も元気な人もたくさんいますので、手術できる状態であれば、手術によって切り取るのがベストといえるでしょう。

ただし、手術をすることによって、その後のＱＯＬ（クオリティー・オブ・ライフ＝生活の質）が下がってしまうケースもあります。

たとえば、のどや舌などにできたガンの場合がそうで、そのような場所にできたガンを手術で切り取ってしまうと、形が変わってしまって障害が残ることがあるわけです。

また、臓器によっては何カ所も切ってつなぎ合わせなければならないようなケースもあり、その結果ＱＯＬが低下してしまう場合もあります。

したがって、早く発見できたからといって、必ずしも手術がベストな選択肢とはいえない場合もあるということを知っておいてください。

④放射線治療はおとなしいガンには効きにくい

放射線治療というのは、いろいろな方向から放射線を当ててガン細胞を殺そうという治療法です。

なぜ、放射線を当てるとガン細胞を殺すことができるのでしょうか？

それは、次のような理由によります。

ガン細胞が分裂するとき、もともと2つでワンセットになっていたらせん状の遺伝子がほぐれて2つに分かれ、新しく作られたペアの遺伝子とそれぞれ合体して新しい細胞が生まれます。

じつは、この遺伝子が2つに分かれているときが、細胞にとっては一番弱い状態で、この状態のときに放射線を当てて、片方の遺伝子の一部を壊したり切断したりすることでガン細胞をやっつけられるのです。

つまり、遺伝子が傷つくことで合体できなくなって死滅していくというわけです。

このように放射線治療は、ガン細胞をピンポイントで狙う局所療法であるため、一カ所にとどまっているガンには効果を発揮しますが、いろいろな臓器に転移してしまっているガンの場合は、この治療法だけでは対応が難しいといえます。

また、この治療法はガン細胞が分裂しているときを狙って殺すものであるため、活発に細胞分裂を繰り返している「暴れん坊のガン」には効果を発揮するけれども、あまり細胞分裂をしない「のんびり屋のガン」にはそれほど効果は期待できないといえます。

さらに、効果が期待できる「暴れん坊のガン」に対しても、ガン細胞を完全に死滅させられなかった場合は、「暴れん坊のガン」だけに、生き残ったガン細胞があっという間に増殖したり、転移をしたりしてしまうこともあるので注意が必要です。

⑤ 抗ガン剤は本当に効かないのか？

手術や放射線治療が局所療法であるのに対して、抗ガン剤は全身療法です。

局所を狙って血管から管を入れて固まりに抗ガン剤を吹き付けたりすることもありますが、根本的には全身療法で、すでに転移を起こしている患者さんや、転移を起こしている可能性のある患者さんに対して用いられています。

抗ガン剤が効くメカニズムも基本的には放射線と同じで、ガン細胞が分裂をするときに遺伝子を傷つけることで分裂の邪魔をして死滅させるというものです。したがって、急速に進行する「暴れん坊のガン」には効果を発揮しやすいけれども、ゆっくりと進行する「のんびり屋のガン」にはあまり効果がないといえます。

また、抗ガン剤の一番の問題は副作用で、正常な細胞もときどき分裂をしているので、正常な細胞まで殺してしまうことになります。抗ガン剤治療をしていると白血球の数が減るのは有名ですが、これは抗ガン剤によって白血球も死んでしまうからです。

また、抗ガン剤治療が原因で、後々白血病や血液系の悪い病気になったりすることもあります。さらに、他の臓器も同じように抗ガン剤によって傷つけられている可能性もあるため、何十年後かに別のガンになる可能性もあるのです。

どのガンにどの抗ガン剤が効くかは、化学療法のメニューがあって、そのメニューをもとに治療を行うわけですが、効かない抗ガン剤を無理に続けていたら、どんどん体力が落ちて、寿命が縮むことにもなりかねません。

ちなみに、最初の抗ガン剤が効かなかった場合、次の抗ガン剤が効くことはまずないと思っておいて間違いないでしょう。

なぜなら、医師が最初に選ぶ抗ガン剤が、そのガンにとってはベストと思われる抗ガン剤、すなわち野球でいえば一軍の選手であり、それが効かなかった場合に出てくるのは、二軍、三軍の選手たちだからです。

したがって、抗ガン剤治療をした結果、あまり効果がなかった場合は、その後の生活のことを考えると、抗ガン剤治療をやめるという選択肢もあるということを念頭に置いておいたほうがいいでしょう。

⑥ 抗ガン剤が効く5つのガンとは?

とはいえ、抗ガン剤がすべてダメだというわけではなく、抗ガン剤が効くガンもあります。

それは、次の5つです。

①睾丸ガン
②子宮ガンの中の絨毛ガン
③悪性リンパ腫（リンパ球が悪性化したもの。全身のリンパ腺が腫れてくる病気）
④急性白血病
⑤小児ガン

これら5つのガンは増殖のスピードが速く、遺伝子合成を盛んにしているので、そこを攻撃する抗ガン剤は効きやすいのです。

したがって、これら5つのガンの場合は、副作用に耐えてでも、抗ガン剤治療を受ける価値はあるといえるでしょう。

実際、当クリニックに免疫療法を受けに来られる患者さんの中で、これら5つの診断名がついている患者さんや比較的抗ガン剤が効きやすい肺小細胞ガンや卵巣ガン（漿液性腺ガン）の患者さんに対しては、免疫療法の前に抗ガン剤治療を受けることをおすすめしています。

⑦ 分子標的薬という新しいタイプの抗ガン剤が登場！

これまで抗ガン剤といえば、細胞を傷つけたり、殺したりする「殺細胞性」の抗ガン剤が主流でしたが、最近では違ったタイプの抗ガン剤も登場するようになりました。

それは「分子標的薬」と呼ばれるもので、ガン細胞を殺すのではなく、ガン細胞の増殖のスイッチが入らないようにするものです。

ガン細胞の場合、正常な細胞にはない増殖のスイッチを入れる遺伝子が発現することがわかっており、そこだけを狙って攻撃することで、正常な細胞は傷つけずにガン細胞の増殖だけを抑えようというわけです。

近年、このタイプの抗ガン剤がたくさん出てくるようになりました。

ただし、このタイプの抗ガン剤が効くためには、ガン細胞が持っている遺伝子が変化を起こしていて、そこに分子標的薬が作用するかどうかの診断を受けなければいけません。

したがって、ガン細胞の遺伝子を調べた上で、効きやすいかどうかを判断することになります。

以前の殺細胞性の抗ガン剤の場合は、経験上このタイプのガンにはこの抗ガン剤が効きやすいという医師の判断によって使われていましたが、分子標的薬の登場により、今は遺伝子レベルで判断するという時代になっているのです。

この分子標的薬については、最近では多くの病院で取り扱われていますので、抗ガン剤治療しかないと言われた場合は、まずは分子標的薬が効きそうかどうかの遺伝子検査をしてもらうことをおすすめします。

従来の抗ガン剤治療による副作用でボロボロになった状態で受けるよりも、体力のあるうちに受けたほうが効きやすいからです。

先ほど挙げた5つのガン以外で、抗ガン剤治療しかないと言われた場合でも、いきなり従来の抗ガン剤を選択するのではなく、まずは分子標的薬が効くかどうかを医師に相談してみてください。

前に述べていますが、放射線療法や化学療法は、ガン細胞が細胞分裂をくり返して増殖して増殖しているときに作用してガン細胞を破壊します。

これまでは、正常細胞よりもガン細胞のほうが細胞分裂を頻回に行っており、そのため放射線や抗ガン剤の作用を受けやすく、ガン細胞を抹殺できると考えられてきました。

ところが、近年白血病において、白血病細胞の幹細胞が発見され、それ以降、脳腫瘍、乳ガン、大腸ガンなど種々のガンでも幹細胞の存在が確かめられています。

ガンのかたまりはガン幹細胞という、いわばガン細胞の親の細胞とその子どもにある普通のガン細胞の2種類から構成されていて、ガン幹細胞は腫瘍細胞の中の1％前後を占めているのみで、ほとんどがさかんに分裂をくり返し増殖をする普通のガン細胞で占められています。

ガン幹細胞は、普段はほとんど分裂・増殖はしないで、休止状態にありますが、何かのきっかけで分裂を開始し、増殖を起こすことがわかっています。

ですから普通のガン細胞は放射線や抗ガン剤でつぶすことはできますが、ほとんど分裂をしないガン幹細胞はつぶすことができません。

放射線・抗ガン剤で腫瘍が縮小・消失したのに後から再発・転移を起こしてしまう症例をよく見かけますが、このガン幹細胞のしわざだということがわかります。

ガンの根治を考えた場合、このガン幹細胞を抹殺しなければならないということです。

従来の放射線・抗ガン剤ではガン幹細胞をつぶせないとすると、ガン幹細胞だけが持つ目印に対して作用するような分子標的薬や免疫療法に期待することになるでしょう。

⑧ 余命の判断はどのように行われているのか？

ガンになると「余命半年」とか「余命1年」と宣告されることがありますが、この余命の判断はどのような基準で行われているのか、気になっている人も多いと思います。

一般的に余命というのは、「何も治療をしなければ、あとこれくらいしか生きられない」と思われがちですが、じつは違っていて、正しくは「この治療をしても、あとこれくらいしか生きられない」ということなのです。

そして、期間については、医師の経験です。

つまり、「治療しなければ」ではなく、「治療をしても、この状態のガンであれば、過去にだいたいこれくらいで亡くなった人が多かったので、余命はこれくらい」という判断になるわけです。

本来、医師というのは、これだけしか生きられないという人を、少しでも長く生かすことが仕事なので、余命をピタリと当てるのはどうかと思いますが、いずれにしても「抗ガン剤治療をしなかったらどれくらい生きられるのか?」

というデータは、医師にはないわけです。

なぜなら、病院の医師たちは、その治療を受けない人をほとんど見たことがないからです。

じつは、当クリニックの患者さんの中には、病院で余命1年と言われたのに、1年以上生きている人はたくさんいるのですが、病院の医師たちはこういう事実を知らないのです。

したがって、「余命半年」とか「余命1年」と言われても、あきらめることはないのです。

ちなみに、当クリニックで行っているガンの治療法は免疫療法で、患者さんの免疫力を高めることでガンと闘う治療法です。

免疫療法については、後ほど詳しく説明しますが、免疫力を高めることによって体内にできたガン細胞を死滅させることができるのです。

では、免疫力を高めるにはどうすればいいのでしょうか？

それについては、第3章以降で詳しくお話しすることにして、その前にこれまた誤解の多い「ガン検診」についてお話ししておくことにしましょう。

第２章

「ガン検診」の８割はムダ？

①ガンは早期に発見したほうが絶対にいい！

よく「ガンは早期発見が大事！」と言われます。

その理由については今更ここで言う必要もないとは思いますが、早期発見のメリットをひとことで言うなら、かなり進行しているガンよりも、できたばかりの小さなガンのほうが治せる確率が高いということでしょう。

たとえば、胃ガンの場合、ひと昔であれば胃を3分の2切り取ってしまうとか、全摘（全部取る）とかという手術になっていたわけです。

しかし、今は早く見つかれば見つかるほど、たとえば粘膜のところにちょっとできたガンであれば、内視鏡で粘膜を剥いで終わり。開腹して、胃袋を切り取るということもありません。

そうなると、入院期間も短くて済みますし、後遺症もほとんど出ないということで、「ガンは早期発見が大事！」というのは、正しいことなのです。

ところが……。

実際には、市が行っているような集団のガン検診では、早期発見が難しいのが現実なのです。

②「ガン検診」の8割は意味がない？

市などが行っているガン検診を毎年欠かさず受けている人も多いと思います。しかし、誤解を恐れずに言うと、「早期発見」という観点からすれば、そのような集団のガン検診はあまり意味があるとはいえない、というのが私の考えです。

実際、ガン検診で見つかったガンの中には、かなり進行してしまっているケースがたくさんあります。

なぜ、そうなのでしょうか?

それは、ガン検診では、ガンが進行していないと発見できないような検査しかしていないからです。

たとえば、肺ガンの検査でいうと、ガン検診で行われるのはレントゲン検査が主流で、しかもその画像はそれほど大きくないのが実情です。

その小さな画像を医者が拡大鏡で見ながら影を探しているのですから、よほど大きな腫瘍でなければ発見できないといえるでしょう。

さらにいうと、レントゲンでは心臓の陰に隠れた部分の腫瘍は写らないため、腫瘍の場所によっては発見できないこともあるのです。

本気でガンを発見しようと思うなら、ＣＴ（コンピュータ断層撮影）やＭＲＩ（核磁気共鳴画像法）を使って検査をしたほうが、早期発見の確率はアップします。それでも腫瘍の大きさがある程度大きくならなければ発見できないのです。

また、当然のことながら、精度の高い検査は費用も高くなります。そのため、多くの人が受ける検診では、比較的コストの安い検査をするしかないのです。

胃ガンの場合も同じ。現在の主流はバリウムを飲んだ上でのレントゲン検査ですが、これなんかはナンセンスとしか言いようがありません。

なぜ、バリウムを飲むのかというと、胃の粘膜の凹凸を見るためです。凹部にはバリウムが溜まってレントゲンに写りますが、凸部にはバリウムが乗らないので写りません。

そして、ガンができていると、胃の表面がデコボコしているので、レントゲンの凹凸の形を見れば、ガンを発見できるというわけです。

ところが、早期の胃ガンの場合は、凹凸が少ないため、この検査ではほとんど見つけることができません。つまり、この検査で見つかる胃ガンは、かなり進行しているということになるのです。

胃ガンを早期発見したければ、バリウムを飲むより、胃カメラを飲むほうがいいといえるでしょう。

大腸ガンの検診も、主流はバリウムとレントゲンですので、基本的には胃ガンと同じです。したがって、早期発見を望むなら、内視鏡による検査のほうがいいのです。

乳ガンの検診も、主流は触診ですが、触ってわかるガンはかなり進行していま す。ですので早期発見を望むなら、マンモグラフィー（乳房X線）検査と乳房超音波（エコー）検査がおすすめです。実際、触診や乳房超音波検査で発見できなかった乳ガンが、マンモグラフィー検査で見つかるケースもあります。

ちなみに、男性の前立腺ガンは検診で見つかりやすいガンの代表ともいえます。最近は血液検査で前立腺特異抗原（ＰＳＡ）といういわゆる前立腺ガンのガンマーカーを測定することで、早期の段階で発見される患者さんが増えています。ただし、ＰＳＡが上昇していればすべてガンかというと、そうではありません。前立腺炎や前立腺肥大のときにも上昇しますので、これらとの鑑別をしなければなりませんが、もしあなたの検査項目にＰＳＡが含まれていない場合は、オプションで追加して受けられることをおすすめします。

このように、本当の早期ガンというのは、市などで行われているガン検診では発見できないのが実情ですので、ガン検診で「問題なし」と言われても、それで安心とはいえないのです。

③ガンになる可能性を調べる「ガン遺伝子検査」

アメリカの人気女優であるアンジェリーナ・ジョリーさんが、「乳ガン予防のために乳腺切除手術を受けた」と告白したのをご存知の方も多いのではないかと思います。

彼女がこの手術を受けるきっかけとなったのが、ガン遺伝子検査です。

ガンに関連する遺伝子には、ガン遺伝子とガン抑制遺伝子があり、これは誰でも持っています。

ガン遺伝子のスイッチは普段はオフになっているのですが、何かの影響でオンになると、ガンが発生しやすくなります。

一方、ガン抑制遺伝子のスイッチは普段はオンになっていて、ガンの発生を抑える働きをしているのですが、このスイッチがオフになると、ガンの発生を抑制できなくなり、ガンが発生しやすくなるのです。

このようなスイッチの状態を調べるのが遺伝子検査です。

具体的には、血液や唾液を採取し、その中からガン遺伝子とガン抑制遺伝子を取り出して、遺伝子の状態を見ることで、将来ガンになる可能性があるかどうかを判定するわけです。

この遺伝子検査は実用化されてまだ日が浅いため、検査の精度についてはなんともいえませんが、ガンに対する不安要素のある人は、一度受けてみるといいでしょう。

なお、ガン遺伝子検査の料金は、1万円程度のものから20万円前後のものまでさまざまです。

④早期ガンも発見できる、ガンリスク検査「AICS」

先ほどのガン遺伝子検査は、将来、自分がガンになる可能性がどれくらいあるかを調べるものでしたが、現在、身体の中にガンがあるのかどうかを調べる検査もあります。

それが、「アミノインデックス・ガンリスク・スクリーニング（AICS）」

という検査です。

この検査は、血液中のアミノ酸のバランスを測定することによって、ガンに罹患しているかどうかがわかるというものです。

通常、体内には約20種類のアミノ酸があり、そのバランスが一定に保たれるようにコントロールされています。

ところが、ガンなどの病気になると、一定に保たれているアミノ酸のバランスが変化することがわかっています。

さらに、ガンの種類によって、バランスの変化の仕方が違うため、ガンの種類までわかるというわけです。

また、このアミノ酸のバランスの変化は、一般的なガンマーカーが、ガンが進行してしまってから上昇してくるのに対し、それよりもずっと早い時期に変化することがわかっています。

現在、この検査でわかるのは、男性では胃ガン、肺ガン、大腸ガン、前立腺ガンの4種類で、女性では胃ガン、肺ガン、大腸ガン、乳ガン、子宮・卵巣ガンの5種類です。

検査結果は、ガンの種類別にABCの3段階で出てきます。ランクAは通常よりもガンである可能性が低く（0.3～0.7倍）、ランクBはやや高く（1.3～2.1倍）、ランクCは高い（4.0～11.6倍）状態であることを表しています。

ランクCが出たからといって、必ずしもガンであるとは限らないわけですが、ガンである可能性は高いわけですから、ランクCのガンの種類に限定して詳しい検査を受けるのが望ましいといえます。たとえば、胃ガンがランクCだったとしたら、胃カメラ検査を受けるということです。

そういった意味ではガンのスクリーニング検査として有用だと考えています。

ちなみに、このＡＩＣＳの費用は2万円程度で、採血だけですみますので、ガンが気になる人は、1年に1回くらいのペースでこの検査を受けておくといいでしょう。

ただし、ＡＩＣＳはどこの病院でもやっているというわけではありませんので、事前に確認してから行くようにしてください。

⑤ガン細胞に目印をつけて早期発見をするＰＥＴ検査

苦痛を伴わずに身体の深部にあるガンを早期発見できる可能性が高いのがＰＥＴ検査です。

ＰＥＴとは、ポジトロン・エミッション・トモグラフィー（Positron

Emission Tomography）の略で、日本語でいうと「陽電子放射断層撮影」という意味です。
この検査をひとことで言うと、特殊な検査薬を注射することによって、ガン細胞に目印をつけるというものです。

細胞が分裂するとき、エネルギー源としてブドウ糖を使います。

同様に、ガン細胞も分裂するときにブドウ糖を使うわけですが、ガン細胞の場合はブドウ糖の使用量が正常な細胞に比べて6～20倍も多いという特徴があります。

したがって、ブドウ糖に放射性物質をつけた特殊な検査薬を注射し、1時間くらいすると、ガン細胞があればそこに放射性物質が集まることになります。

そして、PETカメラで撮影すると、放射性物質が集まっているところは光ったり黒く写ったりするので、ガンが発見できるというわけです。

もちろん、このPET検査も完璧というわけではなく、まだ小さすぎるガンや、分裂スピードの遅いおとなしいガンについては、発見しにくいのも事実です。

しかし、レントゲン検査などに比べると、初期のガンを発見できる確率はかなり高くなりますので、気になる方は受けてみるといいでしょう。

ちなみに、PET検査の費用は10万円くらいです。

このように、近年はガンの検査も多様化し、その精度も上がってきています。市の集団検診では発見できない早期のガンも、これらの検査を組み合わせれば、発見することは可能なのです。

何度も言いますが、毎年、市のガン検診を受けているから安心というわけではありません。

本気でガンの早期発見をしたいのであれば、個人の責任において適切な検査を受けることをおすすめします。

第３章

すべての病気は免疫力で治る！

① そもそも免疫力とは何なのか？

免疫は生物が自己と非自己を区別し、自己の同一性を保つ働きで、臓器移植の際の拒絶反応やアレルギー、膠原病などの自己免疫疾患にも関わる高度な現象ですが、ここでは病気の予防や自己治癒に関わる働きと考えてください。

実際、カゼが治る場合に、私たちは薬によって治ったと考えますが、そんなことはありません。

カゼ薬はセキ、熱、鼻水、鼻詰まりなどのいわゆるカゼ症状を緩和するもので、カゼが治って健康になるのは、患者さん自身がもっている抵抗力、自己治癒力によるものであり、免疫力が働いているからなのです。

カゼをひいたときに熱が出るのは、サイトカインという免疫活性物質の影響であり、このとき体内では、免疫細胞とカゼの原因であるウィルスとの闘いが

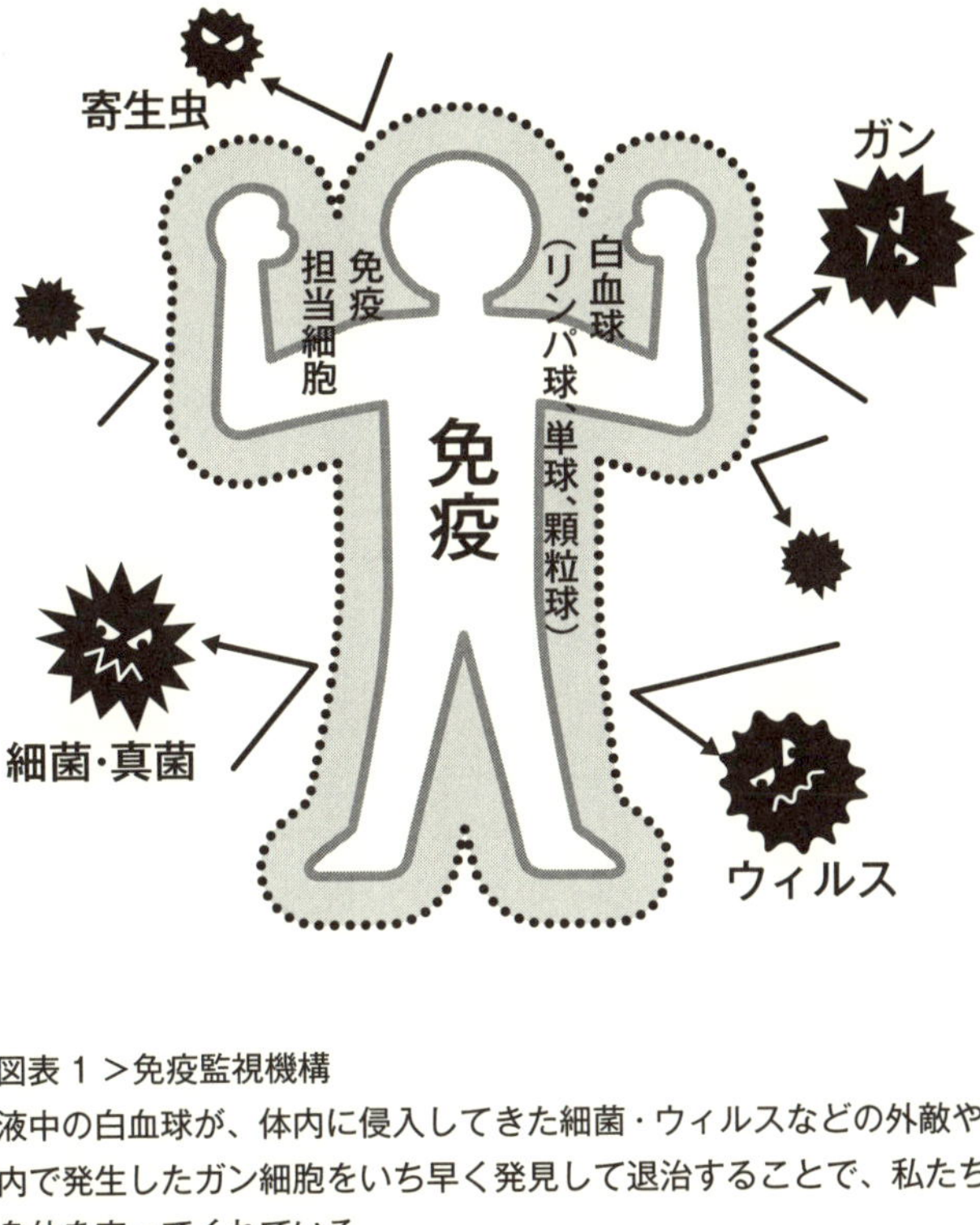

＜図表１＞免疫監視機構
血液中の白血球が、体内に侵入してきた細菌・ウィルスなどの外敵や、体内で発生したガン細胞をいち早く発見して退治することで、私たちの身体を守ってくれている。

繰り広げられているのです。ですから、微熱程度で解熱剤を飲んで熱を下げてしまうのは、本来の免疫力を発揮することを防げてしまうことにもなるのです。

それでは、免疫のことについて詳しくご説明していきましょう。

まず、免疫というのは、細菌やウィルスなどの外敵が体内に侵入してきたり、体内でガン細胞が発生したりしたときに、それをいち早く発見して退治することによって身体を守ってくれる仕組みのことです。

そして、その仕組み全体を「免疫監視機構（生体防御システム）」といい、その重要な役割を担っているのが、血液中の白血球なのです。

ちなみに、白血球というのは、赤血球のように1種類の球体ではなく、リンパ球、単球、顆粒球といった免疫細胞の総称のことです。

なお、リンパ球系の免疫細胞には、「ヘルパーTリンパ球」「キラーTリンパ球」「Bリンパ球」「ナチュラルキラー細胞（NK細胞）」などがあります。

単球系の免疫細胞には「マクロファージ」「樹状細胞」などがあり、顆粒球系の免疫細胞には「好中球」「好酸球」「好塩基球」などがあります。

②免疫には2種類ある

免疫には、「自然免疫」と「獲得免疫」の2種類があります。

自然免疫とは、人が生まれつき持っている免疫のことで、体内に入り込んできた病原体などの外敵に対して、最初に攻撃をしかける生体防御システムです。

一方、獲得免疫とは、さまざまな病原体や異物などに接触することで身についていく免疫のことで、自然免疫で対処できなかった外敵を処理する役割を担っています。

つまり、病原体などの外敵に対しては、最初に自然免疫で対処し、対処できなかったものについては獲得免疫で対処するという、２段階で外敵をブロックするシステムになっているということです。

免疫を理解する上で大切なものは、免疫監視機構と呼ばれる免疫システムです。免疫監視機構というのは、細菌をはじめとする外敵や異物、あるいは身体の中から生まれてくる異常な細胞が存在するかしないかを、免疫の担い手である白血球が見張っていて、「非自己」つまり自分たち正常な細胞と違う顔つきをした敵を見つけるとすべて殺してしまうシステムなのです。

免疫の反応というのは、ある意味単純で、自分の仲間以外の他者は殺すという反応です。

侵入者が「非自己」だと認識されると、排除するための目印「抗原」として位置づけられ、「一次免疫反応」である自然免疫反応が起きて排除されると同時に、この侵入者が身内ではなくて他人ですよと識別する印がリンパ球に記憶されていきます。

これを免疫記憶といいますが、この記憶がつくられると、再び同じ目印をもった侵入者を見つけると、過去に入ってきた記憶が残されているので、速やかに「二次免疫反応」すなわち獲得免疫反応が起こるのです。

具体的には、過去に抗原と認識されている侵入者に対抗するため、免疫に関わる細胞の増強と攻撃命令が発動されます。

そして、「侵入者」の毒素を中和するタンパクである抗体を産生したり、侵入者を食べて消化したり、直接破壊したりと強力な力で侵入者に対抗します。

そのために、一度かかった病気には、二度とかからなかったり、もしかかっても軽く済むという現象が起こるのです。

これが「抵抗力が強くなって、病気にかかりにくくなる」ということであり、「免疫がつく」ということなのです。

人類はこれまでにペストや天然痘などの重い伝染病に何度も襲われ、多くの犠牲者を出しながらも、医療のない時代から生き延びてきました。それが可能であったのは、私たちの身体の中に病気を防ぎ、かかっても回復する免疫という働きが備わっていたからなのです。

ガンの免疫療法は、このような人間がもともと持っている免疫の力でガンと闘うという点で、ガンを切り取ったり毒や放射線でガンを殺したりする三大療法とは、まったく異なる治療法といえます。

体内でガンのかたまりが大きくなってしまった患者さんの免疫状態は、この

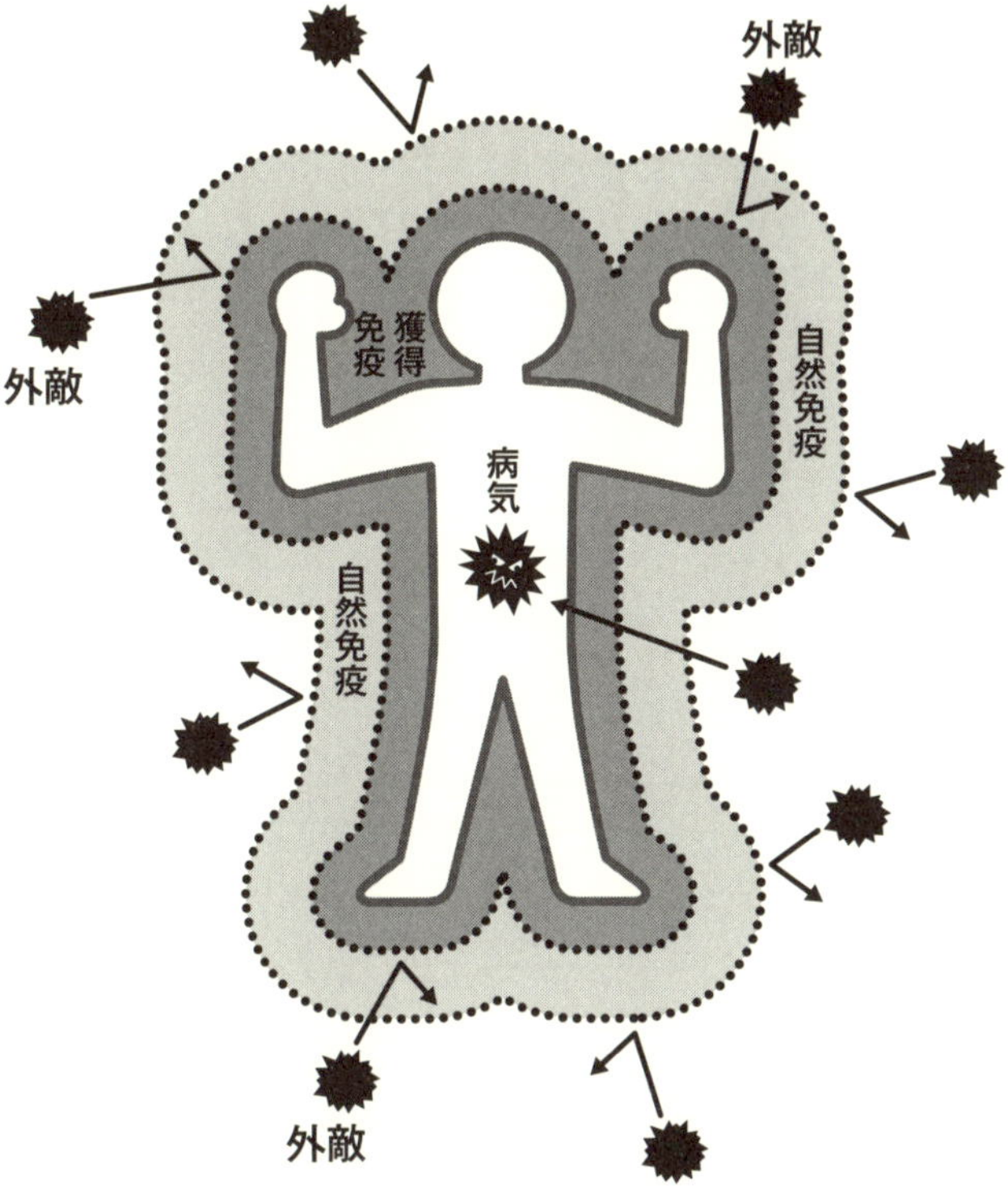

＜図表２＞２段階で敵をブロック
病原体などの敵や体内で発生するガン細胞に対して、最初に自然免疫で対処し、対処できなかったものについては獲得免疫で対処するという２段階のブロックシステムになっている。

免疫監視機構が破綻し、うまく働かなくなってしまっているということです。

つまり、異物を見張り、排除するシステムが弱っているから、ガンが大きくなってしまうのです。

そこで、ガンを異物と認識し排除するというシステムが弱っているのを、どうパワーアップするかが重要になります。

③免疫細胞には役割分担がある

第1段階の防衛網となる自然免疫を担当しているのが、ナチュラルキラー細胞（NK細胞）、マクロファージ、樹状細胞、顆粒球などです。

白血球たちは、それぞれ役割が決まっていて、大きく分けると「見張り番」兼「司令官」「応援団」「兵隊」の3役があり、細胞によっては一人で何役もこなすものもいます。

また、「応援団」と「兵隊」については敵ごとに担当が決まっています。

まず、自然免疫の中で「見張り番」として体内を巡回しているのが、ナチュラルキラー細胞とマクロファージと樹状細胞です。

このうちナチュラルキラー細胞は、敵を発見すると「兵隊」に変身して敵を攻撃します。「兵隊」としての担当は、ガン細胞やウィルスです。

マクロファージは、敵を発見すると「司令官」に変身し、敵の情報を仲間に伝えて指示を出すとともに、さらに自ら「兵隊」となって敵を攻撃します。「兵隊」としての担当は、ガン細胞、細菌やウィルスです。

樹状細胞も、敵を発見すると強力な「司令官」に変身し、敵の情報を仲間に

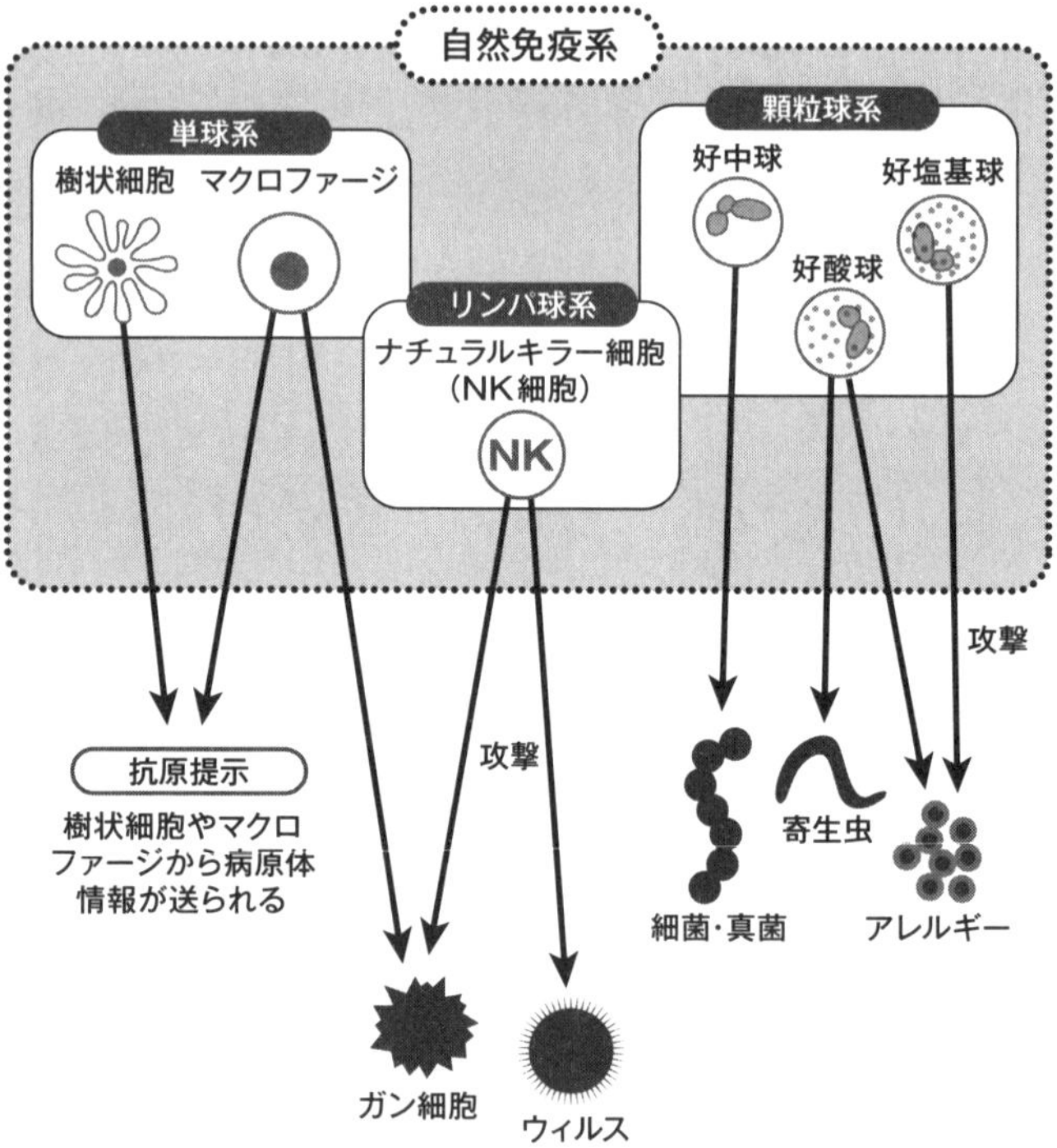

<図表３>自然免疫の役割分担

自然免疫の中でガン細胞を攻撃するのはマクロファージとナチュラルキラー細胞だが、ここでやっつけられなかった場合は、第２段階の獲得免疫が攻撃を仕掛けることになる。

伝えて指示を出しますが、自ら攻撃することはありません。

「司令官」に変身したマクロファージと樹状細胞が行う、仲間（獲得免疫の細胞たち）への情報伝達のことを「抗原提示」といいますが、なかでも樹状細胞は強い抗原提示能力を持っており、第1の防衛網である自然免疫から、第2の防衛網である獲得免疫への橋渡しをする極めて重要な細胞と言われています。

顆粒球は、「兵隊」の役割を担っている細胞です。

顆粒球系の細胞には、好中球、好酸球、好塩基球の3種類があり、好中球は細菌・真菌を、好酸球は寄生虫とアレルギーを、好塩基球はアレルギーを、それぞれ担当しています。

④獲得免疫の兵隊たちを働かせるには応援団が必要！

第2段階の防衛網となる獲得免疫は、樹状細胞からの「抗原提示（情報伝達）」によって活動を開始します。

獲得免疫系の中で最初に情報を受け取るのは、「ナイーブヘルパーTリンパ球」という免疫細胞です。この細胞はいろいろな種類のヘルパーに変われる可能性のある細胞で、敵の種類によって、その敵に対応したヘルパー細胞に変化（「分化」という）します。

ちなみにヘルパーTリンパ球には、少なくとも1型、2型、17型と後述する制御性Tリンパ球の4種類が存在することがわかっています。

たとえば、敵がガン細胞やウィルスの場合、「ナイーブヘルパーTリンパ球」は「1型ヘルパーTリンパ球」に分化します。このとき、分化を促進するインターロイキン12というサイトカインという活性物質が必要になるのですが、これは先ほどの樹状細胞が産生します。

次に、「1型ヘルパーTリンパ球」は、インターフェロンガンマやインターロイキン2といった、兵隊を活性化させるサイトカインという物質を放出して兵隊たちを応援します。つまり、この「1型ヘルパーTリンパ球」は「応援団」というわけです。

そして、最後に兵隊であるナチュラルキラー細胞やキラーTリンパ球が、ガン細胞やウィルスを攻撃するという流れになります。

一方、敵が寄生虫やアレルギーの場合は、「ナイーブヘルパーTリンパ球」

は傷害を受けた細胞たちから産生されるインターロイキン4、インターロイキン33などのサイトカインで活性化された樹状細胞からの刺激で、「2型ヘルパーTリンパ球」に分化します。

そして、「2型ヘルパーTリンパ球」がまたインターロイキン4というサイトカインを産生して、兵隊の「Bリンパ球」を活性化させ、抗体を産生することで寄生虫を攻撃するという流れです。

また敵が細菌や真菌の場合は、ナイーブヘルパーTリンパ球は炎症細胞や傷害を受けた細胞から産生されるインターロイキン6やトランスフォーミンググロースファクターβ（TGF-β）の刺激により17型ヘルパーTリンパ球に分化してインターロイキン17を産生するようになります。その結果、好中球などの顆粒球の誘導や炎症性サイトカインの産生を促進します。

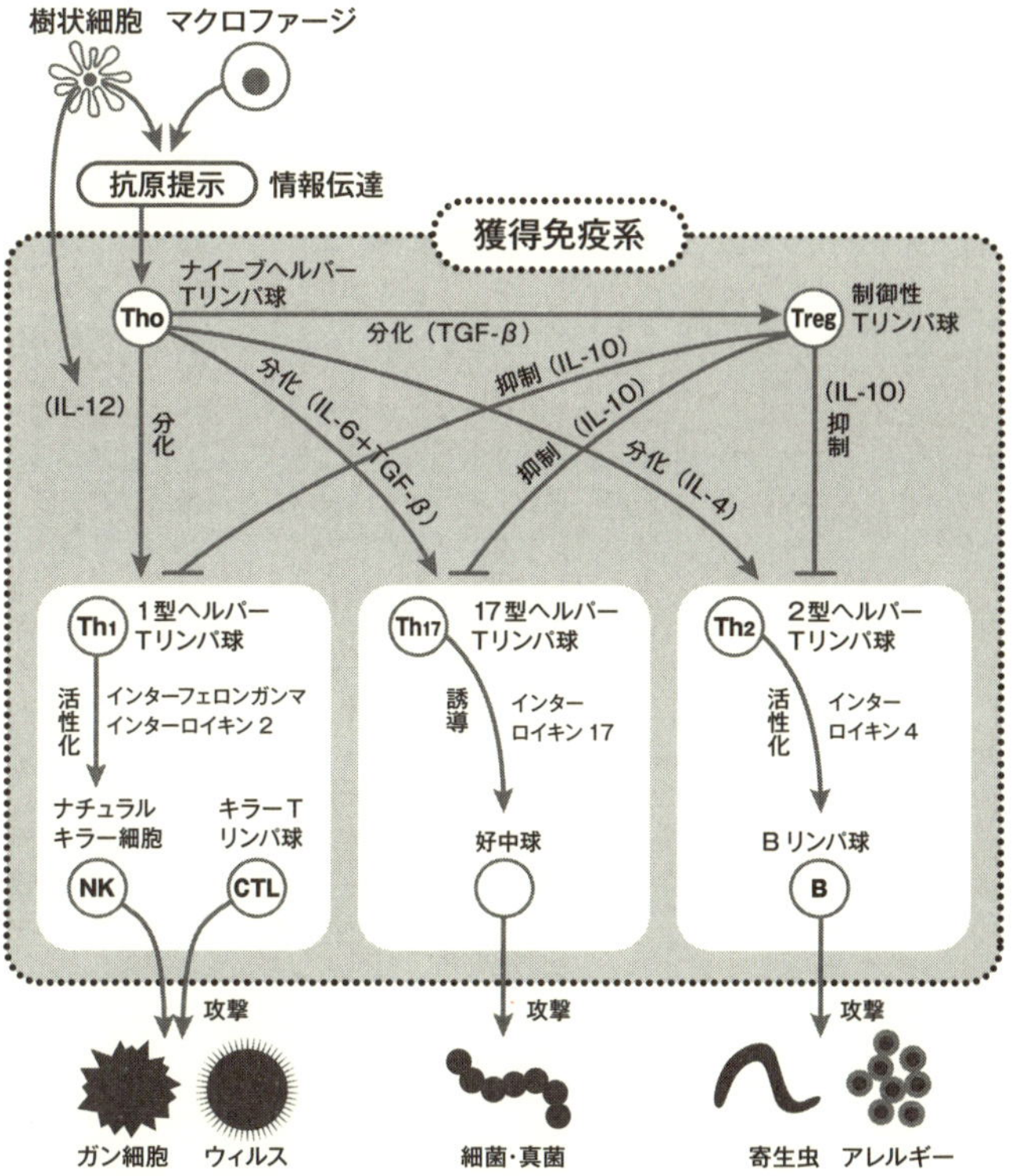

＜図表４＞第２段階の獲得免疫の仕組み

Tho は図のカッコ内に示してあるサイトカイン環境により、Th1、Th2、Th17、Treg に分化する。

獲得免疫はマクロファージや樹状細胞からの「抗原提示（情報伝達）」によって活動を開始するが、第１の防衛網をかいくぐってきた敵は強力であるため、獲得免疫系の兵隊たちがくりかえし敵を攻撃するには応援団の力が必要となる。

IL-12：インターロイキン12　IL-4：インターロイキン４　IL-6：インターロイキン６
IL-10：インターロイキン10　TGF-β：トランスフォーミンググロースファクターβ

このように獲得免疫系の兵隊たちが敵に攻撃を仕掛けるためには応援団の力が必要で、これが応援団がなくても敵を攻撃することができた自然免疫系の兵隊たちとの大きな違いといえるでしょう。

ちなみに、応援団が必要な理由は、第1の防衛網を突破してくる敵は強力でしぶといものが多いため、それらの敵に対抗するには、強力な攻撃部隊を何世代にもわたって働かせなければいけないからです。

たとえていうなら、第1の防衛網である自然免疫では、警察官が敵と戦っているのに対し、第2の防衛網である獲得免疫では、より強力に組織された軍隊が敵と闘っているようなものなのです。

ちなみに、それぞれのヘルパーTリンパ球は互いに影響しあっていて、1型と2型は相互に抑制をかけあったり、1型と2型が共に17型のヘルパーを抑制したり、また逆に17型が1型、2型のヘルパーに対して抑制的であることもわかっています。

制御性Tリンパ球に促進的に働くインターロイキン2は17型に対して抑制的に働き、インターロイキン6は制御性Tリンパ球を抑制する一方、17型ヘルパーの分化を促進することもわかっています。

このことからもそれぞれの細胞たちは、相互で調節をする関係にあり、そのバランスを保っていることがわかります。

⑤ 兵隊の暴走を止める必要があるが、止めすぎてもダメ

免疫は敵の細胞を殺す強力なシステムです。

したがって、敵がいる間はいいのですが、闘いが終わって敵がいなくなったにもかかわらず、いつまでも兵隊が暴れている状態は身体にとっては危険といえます。

このような状態が続くと、リウマチに代表されるような自己免疫疾患になってしまいます。

そこで、このような事態にならないために、兵隊たちの暴走にブレーキをかけてスピードをコントロールする必要があるわけですが、その役割を担っている免疫細胞が「制御性Tリンパ球」です。

健康な人の場合、アクセルとブレーキのバランスが取れているので、免疫がうまく機能しているのですが、このバランスが崩れてしまうと、人は病気になってしまいます。

つまり、ブレーキがきかなくなると、前述したように免疫細胞が過剰に反応しすぎて自己免疫疾患になるだけでなく、ブレーキを踏みすぎても、今度は免疫細胞の活動が弱まってしまって、病気になってしまうというわけです。

実際、当クリニックに来られる進行ガン患者さんのほとんどが、ブレーキを踏みすぎた状態になっていて、ガン細胞を攻撃する兵隊の応援団が弱くなっています。

したがって、このような患者さんは、免疫のアクセルとブレーキのバランスを正常に戻してあげる必要があるわけで、それが当クリニックが行っている免疫療法なのです。

⑥ 免疫力のピークは15歳

では、なぜ免疫のバランスが崩れてしまうのでしょうか？

いくつか原因がありますが、１つは加齢によるものです。

免疫力のピークは15歳といわれており、15歳をすぎてからは免疫細胞の活性が悪くなっていきます。

高齢者ほどこの傾向は強く、アクセルの力が弱くなるため、ブレーキの力が同じだったとしてもブレーキの力のほうが強くなっていくため、バランスが崩れていってしまうというわけです。

ほかにも、過剰なストレスや偏った食生活、不規則な生活習慣なども、免疫のバランスを崩す原因になります。

特に、過剰なストレスは免疫にとっては天敵といっても過言ではないでしょう。

というのは、過剰なストレスがかかると、自律神経の中の交感神経が興奮し、ガン細胞に対抗する免疫細胞に抑制がかけられることになるからです。

これによってアクセルとブレーキのバランスが崩れ、ガン細胞をやっつけられなくなります。

通常であれば、過剰なストレスがなくなると、交感神経の興奮がおさまり、安らぎの神経である副交感神経優位の状態になって、免疫のバランスも元に戻るのですが、ずっとストレス状態が続いてしまうと、末期のガン患者さんと同じようなバランス状態が続き、ガンや病気になりやすくなるというわけです。

つまり、免疫力を高めるということは、バランスの崩れた状態を元に戻してあげることなのです。

次章では、その方法についてご紹介します。

第４章

免疫力のスイッチが入る６つの生活習慣

① 免疫力を高めるには？

では、免疫力を高めるために、自分で簡単にできる方法について、いくつかご紹介することにしましょう。

現在、私たちが患者さんにもおすすめしているのは、次の６つです。

①バランスのとれた栄養を取る
②発酵食品を食べる
③身体を温める
④十分な睡眠をとる
⑤ストレスをためない
⑥よく笑う（リラックスする）

この6つの方法を実践することで、免疫力のスイッチが入ります。免疫力のスイッチが入ると、ガン細胞を発見する力やガン細胞を攻撃する力が高まりますので、ガンの予防にもなります。

また、すでにガンになっている患者さんでも、この6つのことを実践している人たちは、ガンの治療効果が上がっているのです。

どれも簡単にできることですので、ぜひ生活習慣の中に取り入れるようにしてください。

では、これら6つの方法について、順に説明していきましょう。

②バランスのとれた栄養を取る

免疫力を高めるためのスイッチを入れる1つ目の生活習慣は、しっかりとバランスのとれた栄養を取ることです。

栄養のバランスが悪かったり、栄養失調になったりすると、免疫力が下がってしまいますので、バランスの良い食事を心がけるようにしてください。

ただし、現代人の多くは、栄養失調の心配よりも、栄養の取りすぎを心配したほうがいいでしょう。

なぜなら、栄養の取りすぎがガンの原因になることもあるからです。

特に注意が必要なのは、糖分・炭水化物、塩分、動物性脂肪の取りすぎです。

糖分は、ガン細胞のエネルギー源です。正常な細胞もエネルギー源としてブドウ糖を使いますが、ガン細胞は正常細胞の20倍ぐらいブドウ糖を使いますので、高血糖状態は、ガン細胞にとってはすごくありがたい環境なのです。炭水化物も、体内で分解されてブドウ糖になるので、糖分と同じ理由で取りすぎはよくありません。

したがって、糖分および炭水化物の過剰摂取は控えるようにしましょう。ご飯やパン、麺類、いも類は過剰に食べないことです。

ちなみに、私の患者さんには、一食当たり、ご飯はお茶碗すり切り一杯を限度にするよう指導しています。

塩分ですが、昔から日本人には胃ガンが多いと言われているのは、明らかに塩分の取りすぎが原因です。塩分によって粘膜細胞を傷付けてしまい、また塩分過多の環境でピロリ菌が増殖しやすく、粘膜面で慢性の炎症を引き起こすことが原因とも言われていますが、実はそれだけではありません。

正常な細胞は細胞内のカリウム濃度が高く、細胞外ではナトリウム濃度が高い状態ですが、塩分を過剰に摂取することで、細胞内外のナトリウム、カリウムバランスが崩れてしまうことで細胞機能が低下してしまいます。

また先程述べましたように、ガン細胞は酸素が十分にある状態でも、低酸素下でブドウ糖を分解してエネルギーを作り出す嫌気的解糖という反応で大量のブドウ糖を消費してエネルギーを作り出そうとしています。

このとき、大量の乳酸と水素イオンが生成され、ガン細胞内のPHが下がり、酸性の状態になります。この状態では、ガン細胞も生きることができないのですが、ガン細胞にはいくつものポンプがあって、特にナトリウムと水素イオンの交換ポンプが働いて、ガン細胞内の水素イオンとガン細胞外のナトリウムイオンを交換することでPHを維持しようとします。

したがって、ガン細胞のまわりにナトリウムが豊富にあると、このポンプの働きを助けてしまい、ガン細胞が活動しやすくなるのです。

一方、ガン細胞周囲は酸性に傾くわけですが、この環境では免疫細胞は働きにくくなってしまうのです。

動物性脂肪の摂り過ぎに注意しなければならない理由は、動物性脂肪は飽和脂肪酸が多く不飽和脂肪酸が少ないために、動物性脂肪を取りすぎてしまうと飽和脂肪酸と不飽和脂肪酸とのバランスが崩れてしまい、ガンや動脈硬化に結びついてしまうのです。

食事中の脂肪については不飽和脂肪酸とのバランスが大切であり、動物性脂肪がすべて悪いわけではありません。

飽和脂肪酸の多い動物性脂肪の摂取を抑え、ＤＨＡやＥＰＡなどの不飽和脂肪酸の多い魚油やオレイン酸、リノール酸、α―リノレン酸の多い植物性油を摂取するように努めましょう。

肉、魚、野菜類をバランスよく摂取することで脂肪酸のバランスも保たれるのです。また、糖分も含めた過剰なカロリー摂取は、脂肪の蓄積をきたし、そこで慢性の炎症が起こりやすくなります。

炎症の場では、免疫が働くわけですが、やっかいなことに炎症性のサイトカインと呼ばれる炎症に関わる免疫活性物質が産生されると、その一部はガンの増殖にスイッチを入れる性格があるため、ガンが発生・増殖しやすくなってしまうのです。

③発酵食品を食べる

具体的には、お漬け物や納豆、鰹節、キムチ、味噌、醤油、酵母など、植物性の乳酸菌が含まれるものです。

ちなみに、ヨーグルトやチーズも発酵食品なので身体にはいいのですが、これらは乳製品なので取りすぎないよう注意が必要です。

じつは、牛乳をはじめとする乳製品中には、インスリン様成長因子（IGFs）という成長ホルモンのような物質が含まれていて、これがガンの増殖のスイッチを入れてしまうといわれています。ですから、ガン患者さんは乳製品を摂取しないほうがよいでしょう。

発酵食品を食べると、免疫力が高まることがわかっています。

その理由は、腸内細菌のバランスが正常化するからです。

私たちの腸内には、良い働きをする善玉の細菌と、悪い働きをする悪玉の細菌が同居しています。

肉食が多かったり、お酒を飲みすぎたり、強いお酒を飲んだり、タバコを吸ったりしていると、腸内に悪玉の細菌が増えて毒素をたくさん出すようになり、腸内で炎症を起こしやすくなります。

その結果、アレルギー性の疾患になったり、ガンになったりしやすくなるわけですが、発酵食品には善玉の細菌がたくさん含まれているため、それらを摂取することで、腸内に善玉の細菌が増えて腸内細菌のバランスが正常化し、免疫力も高まることになるのです。

さらには、乳酸菌の細胞壁を構成しているペプチドグルカンや酵母のβグルカン、その他菌類由来の糖脂質は、自然免疫担当細胞の細胞膜上にあるトル様受容体に結合することでインターロイキン12やインターフェロンの産生が高まり、免疫細胞を活性化することがわかっています。

④身体を温める

適度な運動をしたり、お風呂で温まったりして体温が上がると、免疫力が高まることはご存知の方も多いことでしょう。

体温が下がると、血管が収縮するので、血行が悪くなります。すると、身体全体への酸素の供給量が減り、低酸素状態になるので、免疫細胞の働きが悪くなり、攻撃力が低下してしまうのです。

逆に、体温が上がると、血流が良くなり、酸素の供給量が増えて、免疫細胞が活発に働くようになり、免疫力が高まるというわけです。

体温は37度前後が理想ですが、36度台であれば問題ありません。平熱が35度台の人は、できるだけ身体を冷やさないよう注意が必要でしょう。

じつは、体温が低い状態は、ガン細胞にとってはすごく喜ばしい状態です。なぜなら、免疫力が低下しているので攻撃されることがなくなるだけでなく、ガン細胞は低酸素状態でも活動できる特殊な細胞であるため、増殖していくこともできるからです。つまり、低体温状態の身体は、ガン細胞にとっては天国なのです。

したがって、普段から身体を冷やさないよう注意するようにしてください。
具体的には、次のようなことがおすすめです。

・お風呂はシャワーですませるのではなく、湯船につかるようにする
・41度前後で15分から30分程度の足浴をする
・軽い運動をする（30分程度のウォーキングやスクワットなど）
・冷たいものは飲まず、常温や温かいものを飲むようにする
・温かい服装をする
・ズボンの下にタイツを履く（男女とも）
・寝るときは腹巻をする
・靴下を履いて寝る

これらは簡単にできることですので、病気やガンになりたくなければ、ぜひとも身体を冷やさない工夫を生活習慣の中に取り入れるようにしてください。

⑤十分な睡眠をとる

十分な睡眠といっても、12時間は寝すぎですので、6～7時間で必要十分でしょう。

じつは、睡眠時間に関する研究で、短くても長すぎても、寿命が短くなってしまうという報告もあるくらいです。

睡眠には、神経のバランスを正常化する働きがあります。

たとえば、自律神経についてお話しすると、昼間優位に働くのが交感神経で、交感神経の働きが高まると、ガン細胞に対抗する免疫の活動が抑えられ、ガン細胞が活発化します。

一方、夜優位に働くのが副交感神経で、副交感神経の働きが高まると、ガン細胞に対抗する免疫が活性化し、ガン細胞の増殖を抑えることができます。

したがって、夜寝ないということは、交感神経が優位のまま副交感神経を働かせないことになり、身体の中でガン細胞を抑えることができなくなってしまうというわけです。

私たち人類は、数十万年の間、天体の動きに合わせて生活してきました。

つまり、太陽が昇ると起き、太陽が沈むと活動を停止するという昼と夜のリズムが人間の健康を最も高めてくれるわけです。

ところが、現代社会は24時間明かりがつき、飲食ができ、日本中に約5万店もあるコンビニがいつでも夜の生活を受け入れてくれています。

本来であれば、胃腸を休ませなければいけない夜中にモノを食べたり、お酒を飲んだりして、現代人はどんどん身体のバランスが崩れているのです。

現代人にとって一番大事なことは、夜しっかり寝ることです。

しかも、夜中の12時から午前2時までの時間帯に眠っていることが重要です。なぜなら、この時間帯にしか、メラトニンという精神を安定させる物質が分泌されないからです。

メラトニンが出ないと、ガン細胞に対する抵抗力が弱まるだけでなく、肌が荒れたり、老化が進んだり、うつになったり、アレルギーが出たりすることがあります。

私は現在5時間くらいしか眠れていませんが、早ければ午後9時に、遅くても12時には寝るようにしています。

午後9時から5時間寝る人と、夜中の3時から5時間寝る人とでは、同じ5時間の睡眠時間でも、後者のほうがガンになりやすいといえます。

夜しっかりと睡眠を取ることと同時に、寝る時間帯も意識することで、ガンになるリスクを減らすことができるのです。

⑥ストレスをためない

5つ目の生活習慣は、ストレスをためないことです。

ストレス社会と言われる今の世の中、まったくストレスのない生活を送ることは、不可能に近いといっても過言ではありません。

したがって、どうしてもストレスはあるものという前提で、いかにストレスをためないようにするかを考えることが重要といえます。

ストレスが身体に悪影響を及ぼすメカニズムは、前項で紹介した交感神経と副交感神経の話と同じで、ストレスがかかると交感神経が興奮するので、ガン細胞に対抗する免疫の活動が抑えられ、ガン細胞が活発化するというわけです。

ですので、ストレスがかかっても、それをうまく発散して、ぐっすりと眠ることができれば、副交感神経が優位の状態になり、ガン細胞に対抗する免疫の活動が活性化することになります。

じつは、当クリニックを受診されるガン患者さんの中には、マイペースな人とそうでない人がいるのですが、マイペースな人のほうが治療に反応しやすい傾向にあります。

逆に、家族に気を遣って痛いのに我慢してしまったり、自分の身体がキツイのにそんなそぶりを見せずにがんばってしまう人は、なかなか反応してくれません。

ですから、私はいつも患者さんに、ガンを治したいなら、「いい人」にならず、「わがままな人」になってください、と言っています。

もちろん、傍若無人にふるまえということではなく、周りに気を遣って、言いたいことを我慢したりする必要はないということです。

飲みすぎなければお酒を飲むのもいいですし、おいしいものを食べるのもいいでしょう。思いっきりカラオケで歌ったり、趣味に興じたり、旅行に行ったりするのもいいでしょう。

普段からストレスをためないためにも、自分なりのストレス発散法を見つけてください。

⑦よく笑う（リラックスする）

6つ目の生活習慣は、よく笑うことです。

人が本当に心から笑っているときというのは、何も考えていない状態で、このような状態を作ることが重要なのです。

逆に、何か心配事や腹の立つことがあったりすると、顔は笑っているように見えても、心からは笑えていないので、それではあまり意味はありません。

人は笑うことで、神経のバランスが交感神経優位の状態から副交感神経優位の状態に変わります。

すると、先ほどから説明しているように、ガン細胞に対抗する免疫の活動が活性化することになるわけです。

実際、笑う前後でＮＫ細胞活性を測定したら、活性が上昇したというデータもあります。

したがって、できれば1日に1時間でも、お笑い番組やバラエティー番組を観るなどして、笑うようにしたほうがいいでしょう。

笑う状態を作れるということは、何もマイナスのことを考えない時間帯を作ることができるということです。

こういう時間を作ることが重要で、大口を開けて笑うことが難しい状況であれば、きれいな絵を見てきれいだなと思ったり、好きな音楽を聴いて楽しいなと思ったりするだけでもよいのです。

そうすると心が落ち着きますよね。これが大切なのです。

昼間働いている人は、夜、家に帰ってからそのような時間を作るようにするとともに、昼間であっても意識的にそういう時間を作るように心がけましょう。もともと昼間の時間帯は、交感神経優位の状態で、ガンに対する免疫力が低下していますので、そんな状態のときに悩んだり焦ったり怒ったりしていると、さらに免疫力が低下してしまいます。

したがって、昼間の仕事をしている時間帯でも、適度に息抜きをして、心を落ち着ける時間を作るようにするといいでしょう。

また、疑い深い人より信じやすい人のほうが、ガンになっても長生きできる傾向があります。

なぜかというと、疑い深い人は「この薬や治療法は本当に効くのだろうか？効かなかったらどうなるんだろう？」と悪いほうへ悪いほうへと考えるので、心の中が不安材料でいっぱいになります。

一方、信じやすい人は「この先生が治ると言うのだから大丈夫だ。この治療をしていれば大丈夫だ」と考えるので、不安材料がなくなり、心が落ち着くわけです。

つまり、大事なことは、何事もネガティブではなく、ポジティブに考えること。悲観的ではなく、楽天的に考えることです。

くよくよ悩んでいても、状況は好転しませんので、嫌なことはすぐに忘れて、楽しく生きることを心がけましょう。

第５章

副作用ゼロで注目される免疫療法とは？

①第4の治療法として注目される免疫療法

前章で紹介した6つの生活習慣を実践することによって、免疫のバランスが正常化し、免疫力がアップするわけですが、末期のガン患者さんのように、免疫のバランスがかなり崩れてしまっている場合は、生活習慣の改善だけでは、なかなか免疫のバランスを正常化させるのは難しいのが実情です。

そこで、なんらかの方法によって、ガン患者さんの免疫のバランスを正常な状態に戻し、免疫細胞を活性化させようというのが免疫療法です。

ただ、ひとくちに免疫療法といっても、免疫細胞療法、樹状細胞療法、ワクチン療法、サイトカイン療法、生体応答調整剤（BRM）療法、抗体療法、遺伝子療法など、さまざまな治療法が存在しています。

「丸山ワクチン」や「ハスミワクチン」といった名前を聞いたことのある人は多いと思いますが、これらはワクチンを使うことでガンを治療しようというワクチン療法で、これらも免疫療法の一種なのです。

②免疫療法は副作用のない治療法

免疫療法の最大の特徴は、患者さんがもともと持っている免疫力を活性化することでガン治療を行うため、抗ガン剤などの化学療法や放射線治療などと違って、副作用がほとんどないことです。当然、治療によって痛みが生じるようなこともありません。

治療効果については、治療法によって違いますが、高い治療効果を上げているものもありますので、免疫療法を検討する際は、事前によく医師に確認してから治療を受けることをおすすめします。

③免疫療法には大きく分けて2種類ある

前述したように免疫療法にはさまざまな治療法が存在しますが、大きく分けると「非特異的免疫療法」と「特異的免疫療法」の2つに分類できます。

非特異的免疫療法とは、ガンの種類を問わず（非特異的）、患者さん自身の免疫力を高めることによって、ガン細胞をやっつけようというものです。

具体的には、患者さんが持っている樹状細胞やマクロファージといった免疫細胞を活性化したり、崩れてしまった免疫のバランスを正常に戻したりすることで、ガン細胞に対する攻撃力を上げるというものです。

この非特異的免疫療法は、1970年代から研究されてきた歴史のある治療法で、サイトカイン療法やBRM療法、また古くからある丸山ワクチンやハスミワクチンを使ったワクチン療法もそうですし、当クリニックで行っている免疫監視療法もこちらに分類されます。

この非特異的免疫療法の最大の特徴は、いろいろな種類のガンに対しても効果が期待できるということです。

一方、特異的免疫療法とは、特定（特異的）のガン細胞だけを狙い打つ治療法です。こちらは、1990年の後半から始まったものです。

たとえば、血液中から見張り番であり司令官でもある樹状細胞を取り出し、そこに特定のガン細胞から取り出した固有のタンパク（抗原）を入れて培養すると、樹状細胞が活性化するので、その活性化した樹状細胞を体内に戻すことによって、特定のガンに対して反応する応援団や攻撃部隊がよりいっそう活性化し、特定のガン細胞をやっつけることができるといったメカニズムです。

ただし、この場合、特定のガン細胞には有効ですが、体内に別の種類のガン細胞があった場合は、まったく効かないということになります。

ガンペプチドワクチン療法や遺伝子療法も特異的免疫療法に含まれます。

ほかにも、さまざまな方法で特定のガン細胞に対する攻撃力をアップさせる治療法が研究・実用化されており、抗ガン剤の分野においても、正常細胞は攻撃せずにガン細胞だけを攻撃する「分子標的治療薬」の研究開発が進められています。

　これらの薬剤の中には、免疫をコントロールするさまざまな作用を持った薬剤も開発されています。たとえば、ガン細胞の表面に発現して、免疫細胞の攻撃力を低下させてしまう分子や、制御性Tリンパ球の表面に発現している分子に作用して、ガン患者さんの免疫抑制状態を解除して本来の免疫力を発揮させるような薬剤も開発されているのです。

④免疫のバランスを正常に戻す免疫監視療法

　当院を受診された進行ガンの患者さんたちの免疫バランスを調べた結果、ガンを攻撃する免疫をコントロールする1型ヘルパーTリンパ球の機能が低下していました。

一方、細菌や寄生虫に対しての免疫をコントロールする17型ヘルパーTリンパ球や2型ヘルパーTリンパ球、免疫反応に対して抑制をかける制御性Tリンパ球といった細胞たちは、過剰に反応してしまい、免疫のバランスは抑制状態になっていて、本来の攻撃力を発揮できていないことがわかりました。


これまでの免疫療法の多くがガンに対する免疫の攻撃力を高めることだけに重点を置いているのに対し、当クリニックが行っている免疫監視療法は、免疫の攻撃力を高めるだけでなく、免疫の攻撃力に抑制をかけているブレーキを解除することにも重点を置いています。

つまり、踏みすぎているブレーキを解除してあげて、弱まっているアクセルを全開にしてあげることによって、ガン細胞を攻撃するパワーを最大化しようというわけです。

具体的には、当クリニックが独自に製造した特殊な生理活性物質のＢＲＰ(Bio-Reproducing -Protein) を患者さんに静脈注射するという治療法です。

当院では1971年から、患者さん自身の免疫監視機構を活性化し、自己治癒力によってガンを治そうという治療を続けてきました。

ＢＲＰとは、その過程で偶然発見されたタンパク成分で、免疫監視療法によって症状の改善がみられたガン患者さんの胸水や腹水中から採取したアルブミン（タンパクの一種）から生成した生理活性物質で、１９８０年に私の父である佐藤一英（故人）が発見しました。

長年の研究から、免疫監視療法を行った患者さんの胸水や腹水中のアルブミンには、免疫力を高めるＢＲＰがたくさん含まれていることがわかっており、逆に免疫監視療法を行っていないガン患者さんの胸水や腹水中のアルブミンや市販のアルブミン製剤には、ＢＲＰが存在しないことが確認されています。

現在、このＢＲＰは当クリニックの生体調節研究所内のクリーンルームで、厳しい管理のもと製造されています。

免疫監視療法は、患者さんがもともと持っている免疫の力によってガンを治すものなので、副作用はわずかに微熱が出ることがあるほかはまったくありません。身体を痛めつけることなく、生活の質（ＱＯＬ）を保ちながら、希望をもってガンと闘っていける治療法なのです。

免疫監視療法にはそのほか、次のような特徴があります。

①三大療法が無効になってしまった進行ガン、末期ガンの患者さんでも回復効果や延命効果が見られる。

②ガンの種類や発生部位に関わりなく治療効果が期待できる。
③ガンによって組織が壊れ、機能を失った器官を再生し、機能の回復が見られる。たとえば骨破壊が起こっていた骨組織の再生が見られる。

他面、免疫監視療法は自己治癒力に依存した治療法のため、ガンが広がり身体中を蝕まれた末期ガンの患者さんでは、ガン細胞の増殖のスピードに治療効果が追いつかないことがあります。

決してガンが劇的に消えていくようなことはなく、効果が出現するまでに時間がかかる治療法なのです。

また、患者さん自身の免疫力によって闘う治療法ですから、体力がまったくない患者さんを救うことは極めて困難になります。

したがって、私たちは、食事がとれること、身の周りのことを自分でできることを、免疫監視療法をお勧めするかどうかの目安にしています。

⑤ BRPの投与で免疫力が高まるメカニズムとは？

試験管の中でガン細胞を培養し、そこにBRPを加えてもガン細胞には何の変化も起こりません。

ところが、そこに免疫反応の担い手である、リンパ球たちを入れてやると、リンパ球の攻撃によってガン細胞が死んでいきます。

このことから、BRPという物質はそれ自体が抗ガン剤のようにガン細胞を攻撃するのではなく、リンパ球を刺激活性化してガンを攻撃するように働いていることがわかります。

これまでの研究で、ガン患者さんはガン免疫に不可欠なインターロイキン12（IL-12）、インターロイキン2（IL-2）、インターフェロンガンマ（IFN-γ）の産生能力が著しく低下し、逆に、細菌や寄生虫、アレルギーなどの免疫に関与しているインターロイキン4（IL-4）、インターロイキン6（IL-6）や、免疫全般を抑制してしまうインターロイキン10（IL-10）が過剰に産生されていることがわかっています。

つまり、ガン患者さんの場合、免疫監視のバランスが崩れてしまい、自らの免疫機能がガンを攻撃する力を抑制してしまっているのです。これはガンに対する免疫監視機構が働かなくなった状態であり、そのために体内にガンの固まりができてしまったのです。

ひとことで言うと、免疫監視療法は崩れてしまった免疫のバランスを回復するものなのです。

ＢＲＰをガン患者さんに静脈注射すると、その患者さんのガン細胞に対する攻撃力が高まり、抑制をかけていたブレーキも解除されるわけですが、それは次のようなメカニズムです。

まず、ＢＲＰが見張り番兼司令官の樹状細胞とマクロファージを刺激して活性化させ、インターロイキン12（IL‐12）というサイトカイン（活性物質）の産生を高めます。

その結果、応援団の1型ヘルパーTリンパ球が活性化し、兵隊を活性化させるサイトカインであるインターフェロンガンマ（ＩＦＮ‐γ）やインターロイキン２（IL‐２）を大量に産生することで、兵隊であるナチュラルキラー細胞やキラーTリンパ球が活性化して、ガン細胞に対する攻撃力が高まるというわけです。

さらに、これと並行して、ＢＲＰは抑制をかけていた制御性Ｔリンパ球が産生するインターロイキン10（IL‐10）の産生量を減らすことで、ブレーキを解除するのです。

次のグラフ（図表５）をご覧ください。

これは培養リンパ球におけるＢＲＰの濃度と、リンパ球のサイトカイン産生量の関係を示したものです。

具体的には、ガン患者さんからリンパ球を採取し、試験管内で濃度の違うＢＲＰによって刺激培養した際のサイトカインの産生量を測定しています。

縦軸がサイトカインの産生量で横軸がＢＲＰの濃度です。

まず、ＢＲＰ濃度が「０」のところを見てください。

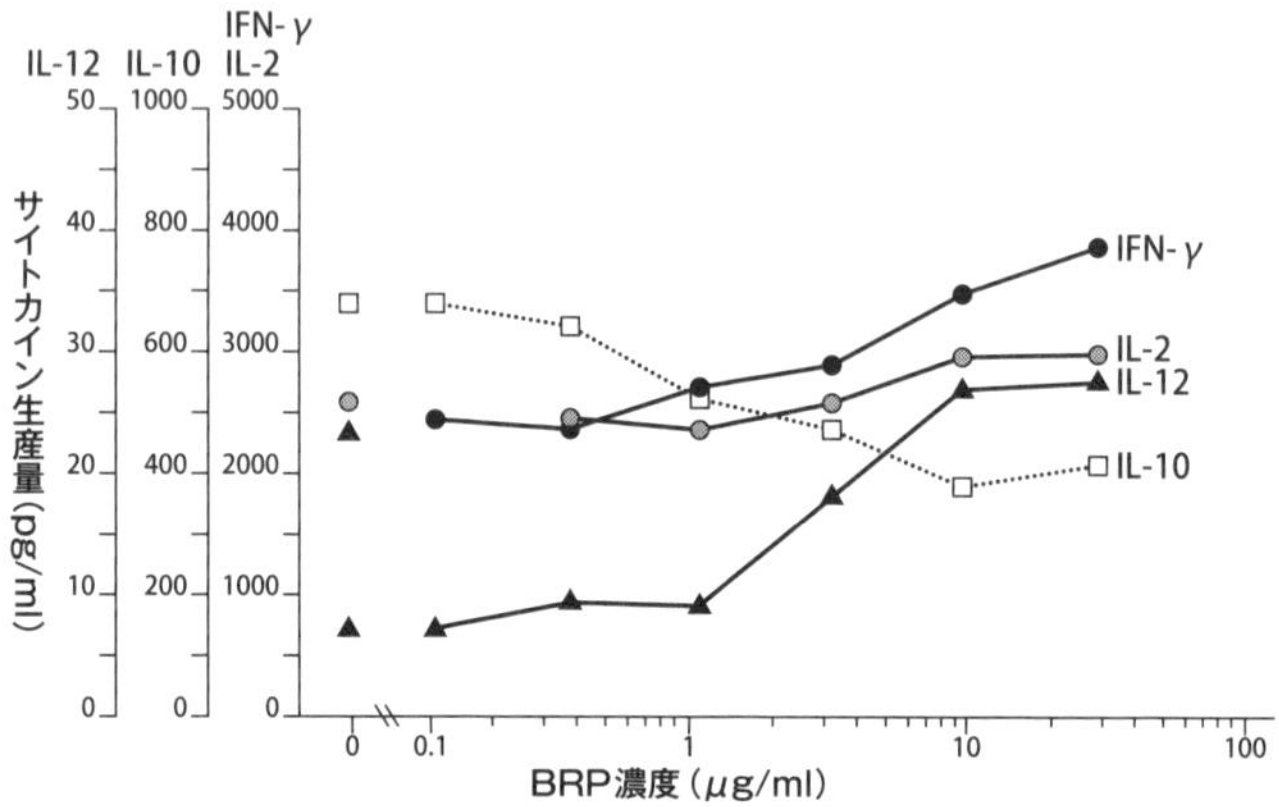

＜図表５＞BRP濃度とサイトカイン産生量の関係

BRPの濃度が高まるにつれ、ブレーキをかけるIL-10の量が減り、応援団を活性化させるIL-12と兵隊を活性化させるIFN-γとIL-2の産生量が高まる。

このとき、応援団の働きにブレーキをかけるインターロイキン10（IL‐10）の量が多く、応援団を活性化させるインターロイキン12（IL‐12）の産生量が少ないのがおわかりいただけるでしょう。

これがガン細胞に対する免疫力のバランスが崩れた状態です。

次に、ＢＲＰ濃度が「10」のところを見てください。

今度は、応援団の働きにブレーキをかけるインターロイキン10（IL‐10）の量がどんどん減っていき、逆に応援団を活性化させるインターロイキン12（IL‐12）の産生量が多くなっているのがおわかりいただけるでしょう。

同時に、兵隊を活性化させるインターフェロンガンマ（ＩＦＮ‐γ）とインターロイキン２（IL‐２）の産生量も増えているのがおわかりいただけると思います。

このデータが示すように、ＢＲＰを投与することによって、免疫のバランスが正常化し、ガン細胞に対する攻撃力が高まるのです。

⑥免疫監視療法で免疫力はどの程度まで回復するのか？

前述したようにBRPを投与することで、ガンに対する攻撃力を高めるサイトカインが増え、抑制していたサイトカインの量が減るわけですが、その量は健康な人と比べてどうなのでしょうか？

それを調べたのが、次の3つのグラフ（図表6）です。

このグラフは、ガンを攻撃する兵隊を活性化させるインターフェロンガンマ（IFN-γ）と、応援団を活性化させるインターロイキン12（IL-12）と、ブレーキをかけるインターロイキン10（IL-10）という3つのサイトカインについて、それぞれ「健常人群（左端の白い棒グラフ）」「ＢＲＰ療法が有効だった進行ガン患者群（真ん中の黒い棒グラフ）」「未治療の進行ガン患者群（右端の斜線の棒グラフ）」での産生量を調べたものです。

１つ目の兵隊を活性化させるインターフェロンガンマ（ＩＦＮ‐γ）については、未治療のガン患者さんたちは健康な人たちより量が少ないのに対して、ＢＲＰ療法が有効だったガン患者さんたちは、健康な人たちと同等なレベルまで産生量が高くなっています。

２つ目の応援団を活性化させるインターロイキン12（IL‐12）についても、未治療のガン患者さんたちは健康な人たちより量が少ないのに対して、ＢＲＰ療法が有効だったガン患者さんたちは、健康な人たちとほぼ同じくらいまで産生量が増えています。

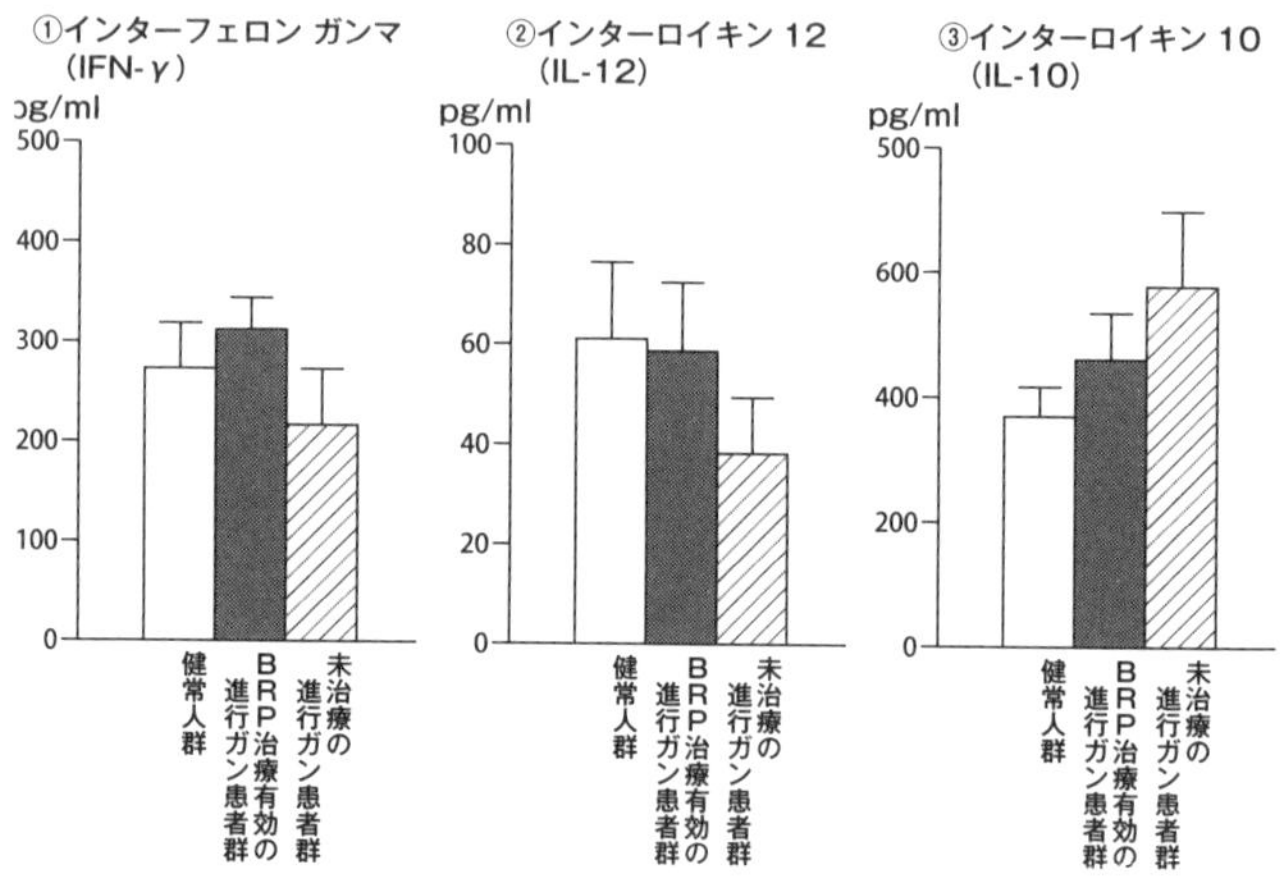

＜図表６＞ＢＲＰ療法が有効であった進行ガン患者の
サイトカイン産生量の変化

ＢＲＰを投与することで、攻撃力を高めるサイトカインの量が増え、抑制していたサイトカインの量が減るが、その量は両方とも健康な人のレベルにまで回復する。

3つ目の応援団の働きにブレーキをかけるインターロイキン10（IL‐10）について は、未治療のガン患者さんたちは健康な人たちより量が多かったのに対して、BRP療法が有効だったガン患者さんたちは、健康な人たちと同レベルとまではいかないものの明らかに産生量は減っています。

つまり、この3つのグラフからわかるように、BRPを投与することによって、ガン患者さんの免疫のバランスは健康な人のレベルにまで回復するということです。

⑦ 免疫監視療法でガンは本当に治るのか？

当クリニックが行っているBRPを使った免疫監視療法で本当にガンは治る

のか、という疑問をお持ちの方もいることでしょう。

これについては、ガンの種類や進行具合、転移の状況にもよりますし、患者さんの年齢や体力などによっても変わりますので、どんなガンでも必ず治ると断言することはできないのが正直なところです。

当クリニックでは、父の代から合わせると、過去29年間で約2万人のガン患者さんの治療に携わってきましたが、そのほとんどが末期ガンで、病院から見放された方々ですので、治療の効果が出る前にお亡くなりになる方もいらっしゃいます。

特に、進行スピードの速いガンの場合は、免疫力の回復スピードが追いつかないケースが多いのが実情です。

じつは、ＢＲＰによる免疫監視療法は、「逃げるガン」と「追いかける免疫」の追いかけっこです。

健康な人は、ガンが増殖するスピードよりも、免疫の攻撃力が上回っているので、ガン細胞ができてもすぐにやっつけることができます。

ところが、免疫力が低下し、攻撃力が落ちてしまっている末期のガン患者さんは、免疫の攻撃力がガンの増殖スピードに追いつけない状態なのです。

その状態からＢＲＰによって免疫力を高めていくわけですが、免疫の攻撃力がガンの増殖スピードに追いつき、追い越すまでには、平均すると6カ月かかっています。

つまり、治療を開始して最初の6カ月間を持ちこたえられた患者さんは、その後は治療の効果が出て、延命あるいは根治に至る可能性があるということです。

⑧ 約8割の患者さんが、ガンと共存可能に

当クリニックには約2万人の臨床データがありますが、その中で次の3つの条件にすべて当てはまる胃ガン、肺ガン、大腸ガン、肝臓ガン、乳ガン、悪性リンパ腫の患者さん428人を抽出し、治療の効果を調べたことがあります。

①手術不能、あるいは再発ガン患者
②免疫監視療法を3回（3カ月）以上施行
③同時に化学療法、放射線療法を併用していない

評価方法は、化学療法のWHO判定基準を用いて、次の4つに分類しました、

①完全寛解（「CR」＝Complete Response）
腫瘍病変が完全に消失し、新病変の出現しない状態が4週間以上持続した場合

②部分寛解（「PR」＝Partial Response）
（1）二方向測定可能病変の縮小率が50％以上であり、かつ新病変の出現しない状態が4週間以上持続した場合
（2）一方向のみ測定可能病変において縮小率が30％以上であり、かつ新病変の出現しない状態が4週間以上持続した場合

③不変（「NC」＝No Change）
二方向測定可能病変の縮小率が50％未満、一方向のみ測定可能病変においては縮小率が30％未満であるか、またはそれぞれの25％以内の増大にとどまり、かつ新病変の出現しない状態が4週間以上持続した場合

④進行（「ＰＤ」＝Progressive Disease）

測定可能病変の積または径の和が25％以上の増大、あるいは他の病変の出現を認める場合

以上の４つの基準で判定した結果、４２８人の治療効果は次のようになりました。

①完全寛解（ＣＲ）……16人（3.7％）

②部分寛解（ＰＲ）……82人（19.2％）

③不変（ＮＣ）………２４０人（56.0％）

（注１）このうち17.8％は腫瘍マーカーが前値の50％以下に低下した。

（注２）６ヶ月以上不変が継続する、長期ＮＣ例が含まれる。

③進行（ＰＤ）……………90人（21.0％）

この結果から言えることは、Ⅳ期のガン患者さんでも3回（3カ月）以上継続して治療できれば、約80％は何らかの治療効果が得られるということです。

そのうち5年以上生存した患者さんは31人いて、その人たちの腫瘍は次のように変化しました（生存期間に関しては、当院を初診された日から起算しています）。

①完全寛解（ＣＲ）……9人（29％）
②部分寛解（ＰＲ）……8人（26％）
③不変（ＮＣ）…………12人（39％）
④進行（ＰＤ）…………2人（2％）

この結果から言えることは、免疫監視療法では短期間に腫瘍の縮小が見られるケースはまれだけれども、たとえ不変（NC）、進行（PD）と判定されても、その後、部分寛解（PR）や完全寛解（CR）となったり、NCやPDでも長期生存が可能であるということです。

つまり、どのような状態でも、希望はあるというわけです。

❾ 実際に治療効果が認められた症例

では、実際に免疫監視療法の効果が認められた症例をいくつかご紹介しましょう。

【症例1】Aさん（45歳男性）、肝細胞ガン、両側肺転移

●治療開始から3年11カ月後に腫瘍が消失

この患者さんのレントゲン写真が示す変化は、免疫療法の典型的な治療経過を表しています。免疫療法は抗ガン剤と違って、直接的に毒でガン細胞を殺すことはありません。患者さんが持っている抵抗力、自己治癒力が高まってこないとガンをつぶすことはできないのです。

患者さん自身の攻撃力が盛り上がってくるまでの間は、BRPを投与していてもガンの増殖を抑えるまでの力は発揮できませんので固まりは大きくなってしまうのです。

Aさん（45歳男性）が当クリニックに来られたときには、肝細胞ガンで両側

の肺に転移している状態でした。

病院で肝細胞ガンの診断を受けて肝臓の一部を切除されましたが、1年後に両側の肺に転移が見つかったのです。

抗ガン剤の全身投与を受けられましたが、残念ながら効果がなかったため、当クリニックを受診されたのでした。


Aさんには、来院当初より月1回のBRP投与を行いました。

「5カ月後」の写真を見ていただければわかりますが、小さな腫瘍は縮小しています。しかし、大きな腫瘍は増大しているのです。

これは、免疫力が小さな腫瘍を抑えるところまでは回復したけれども、まだ大きな腫瘍を抑えるところまでは回復していないため、大きな腫瘍は増大したことを物語っています。

その後もＢＲＰの投与を継続したところ、やがて右肺野（写真の向かって左側）の大きな腫瘍も縮小しはじめ、治療開始から3年11カ月後には、あれだけ大きかった腫瘍も確認できなくなったのです。なお、治療開始から6カ月間は1カ月毎の治療でしたが、その後は2～3カ月に1度、後半は6カ月に1度の治療に移行しました。

ちなみに、Ａさんは治療期間中、通常の勤務をこなし、残業もされるほど体調は安定していました。

このように、免疫監視療法では、免疫力が腫瘍の増殖力に追いつくまでは抑制力が不十分なため腫瘍は増大します。しかし、免疫力が追いつくと増殖を抑制し、腫瘍は縮小するようになるのが特徴なのです。

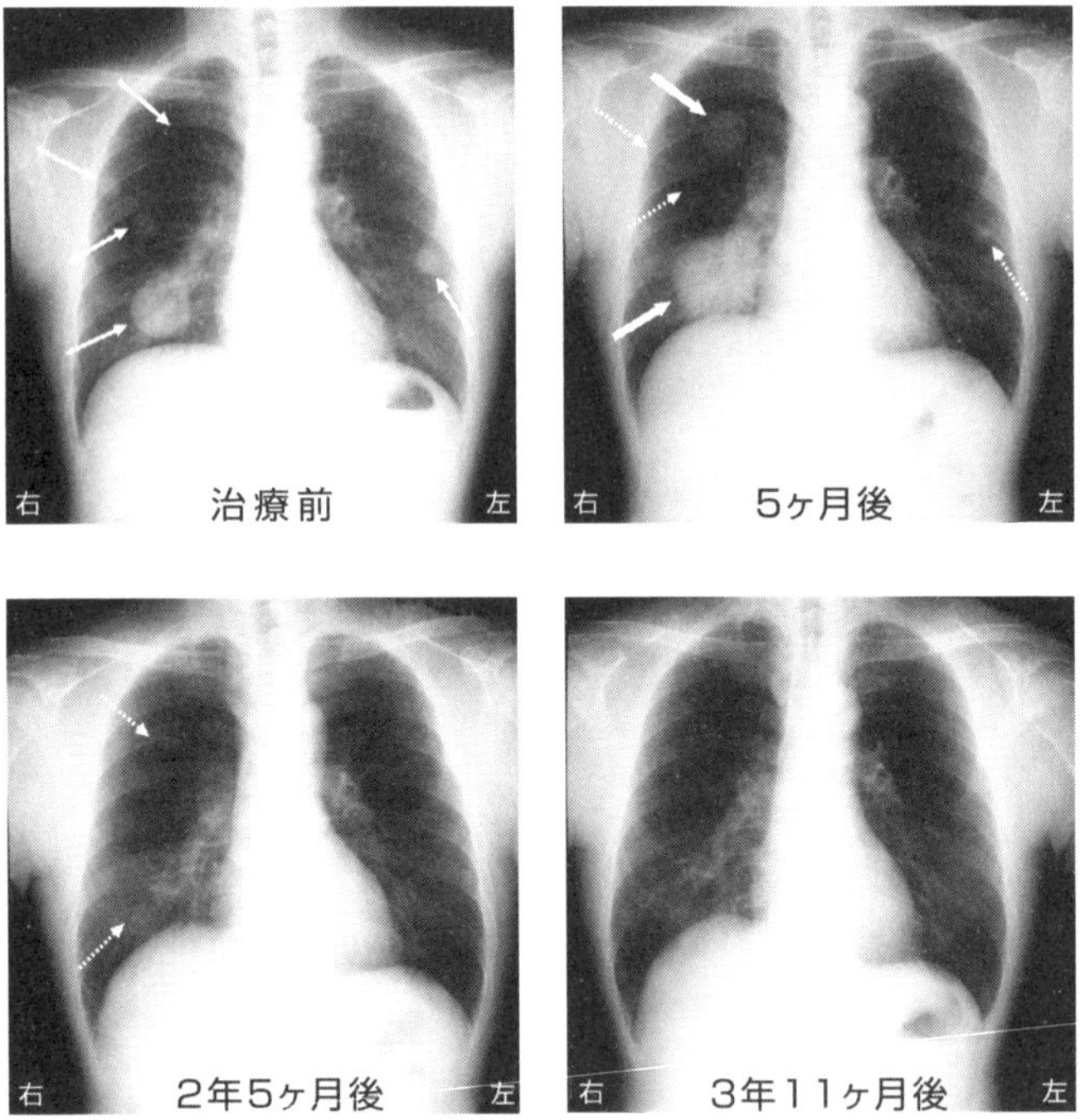

<図表７>Aさん（45歳男性）の治療経過
月1回のBRP投与を開始してから、5ヵ月後には小さな腫瘍は縮小したものの、大きな腫瘍は増大している。しかし、治療開始から3年11ヶ月後にはあれだけ大きかった腫瘍も確認できなくなった。

【症例2】Bさん(56歳男性)、腎臓ガン、多発肺転移

●1年7カ月後には腫瘍がほぼ消失し、社会復帰を果たす

Bさんは腎臓ガンと診断され、左腎臓摘出手術を受けられました。

しかし、その後、肺転移を繰り返し、肺部分切除術を2回受けたものの、再度、両側多発肺転移が出現したため、当クリニックに来られたのです。

そのとき、Bさんの胸には水が貯まっており、両側の肺には多数の転移巣が認められました。

Bさんには月に1回のペースでBRPを投与する免疫監視療法を行いました。

その結果、胸水の消失は認められたものの、腫瘍は増大する傾向にありました。

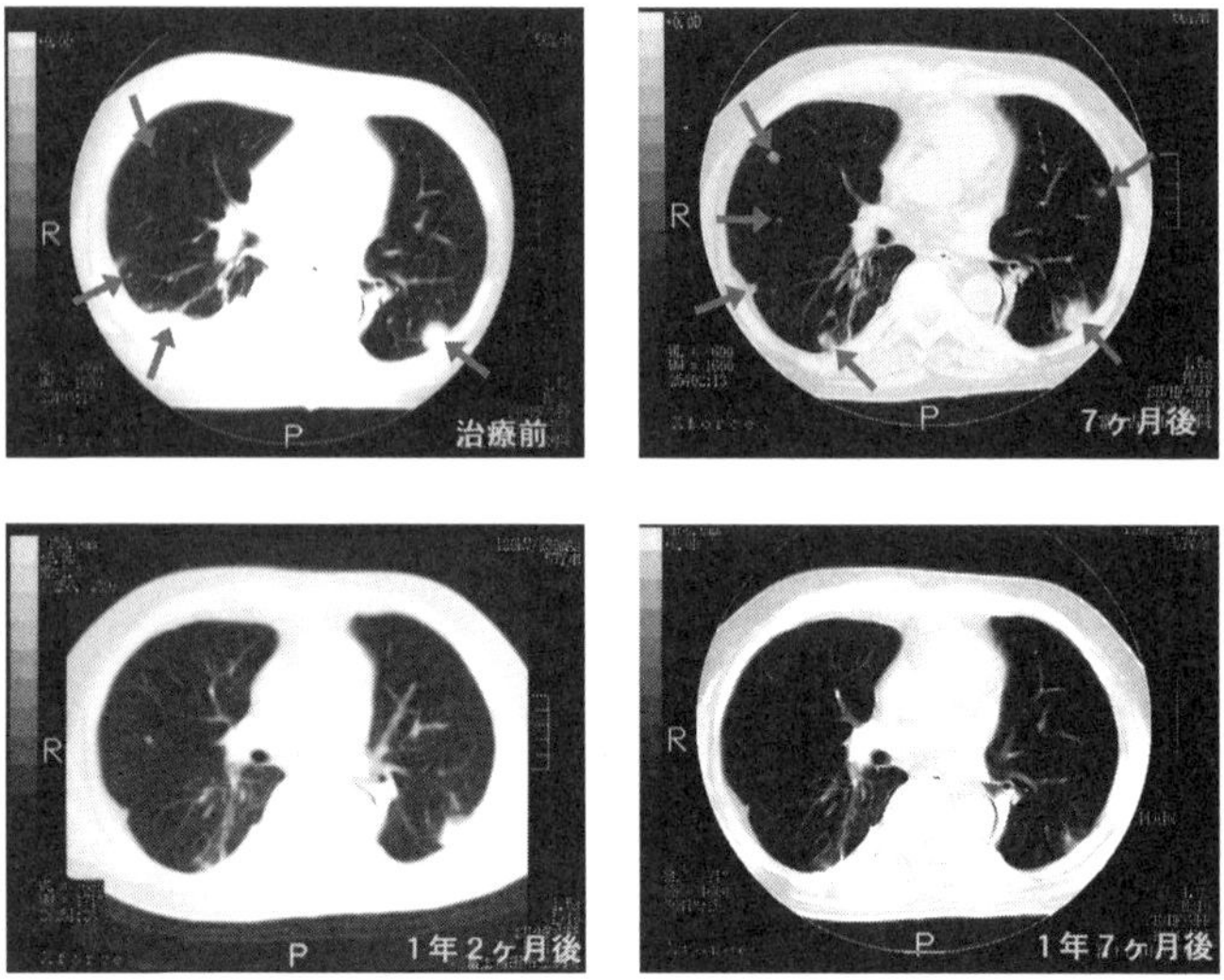

＜図表８＞Bさん（56歳男性）の治療経過
治療開始後も腫瘍は増大傾向にあったが、治療を始めて１年２ヶ月ごろから腫瘍の縮小傾向が見られるようになり、１年７ヵ月後には腫瘍はほぼ消失。その後、安定した状態で社会復帰されている。

しかし、治療を開始してから1年2カ月ごろから腫瘍の縮小傾向が見られるようになり、1年7カ月後には腫瘍はほぼ消失。

その後、安定した状態で社会復帰を果たされました。

【症例3】Cさん（57歳男性）、手術不能肺ガン

●手術不能でも、8年間ガンと共存！

Cさんは左肺ガンの診断を受けた時点でリンパ節転移などがあり、進行していて手術不能であった症例です。

抗ガン剤治療を受けましたが効果が認められず、当院を受診されました。

肺のCTでは向かって右側に白い雲のように現れている腫瘍が11カ月後、1

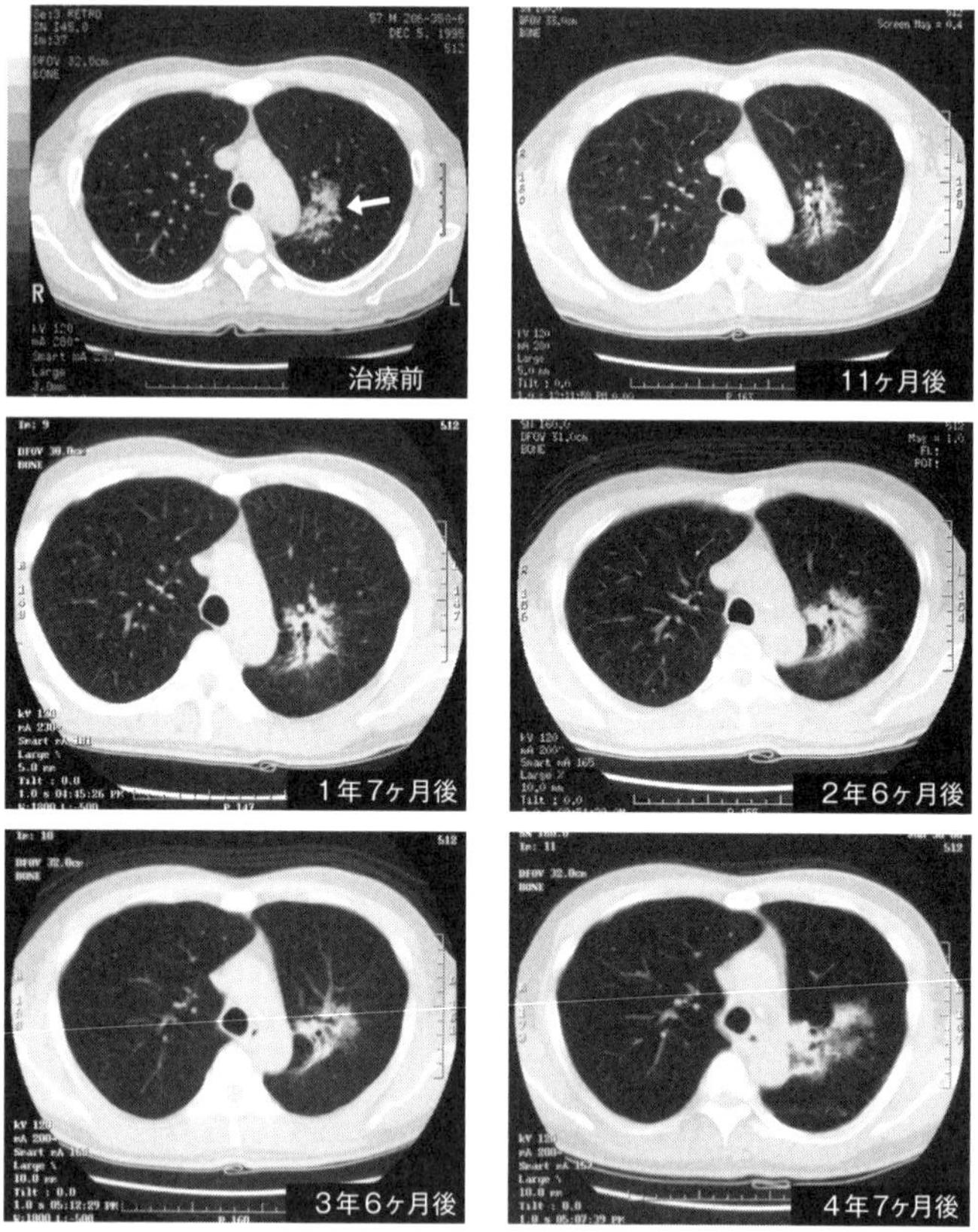

＜図表９＞Cさん（57歳男性）の治療経過

治療開始後、腫瘍は縮小することなく、じわじわと大きくなっていったが、通常の進行ガンに比べると増大するスピードが遅かったため、治療開始から８年が経過した時点でもガンと共存している。

年7カ月と経過するにつれ、じわじわと大きくなっているのがわかります。

それでも通常の進行ガンの増大のスピードよりかなりゆっくりとしていました。

その後も若干の縮小、増大を繰り返しながら、治療開始から8年が経過した時点でも、患者さんは通常の勤務をし、咳などの症状はまったく認めませんでした。

免疫療法の特徴の1つ「ガンとの共存」ができた症例だといえます。

【症例4】　Dさん（67歳女性）、肺ガン、再発肺転移

●余命1年と言われた女性が9年6カ月普通に暮らす

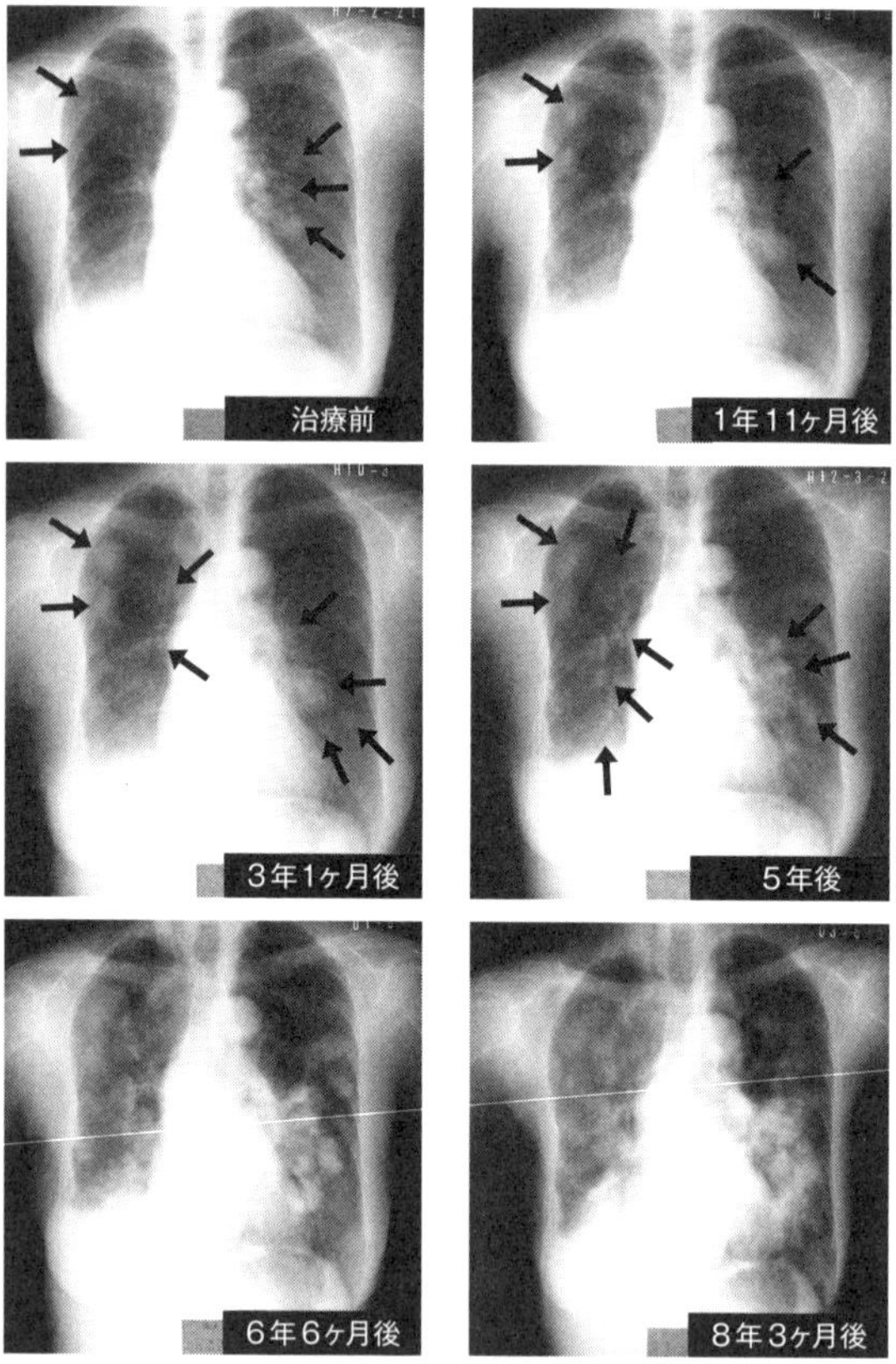

＜図表10＞Dさん（67歳女性）の治療経過
治療開始後も腫瘍は縮小することはなかったが、ガンの増殖の勢いを抑えることができたため、病院で余命１年と診断されたにもかかわらず、９年６ヶ月もの長きにわたってガンと共存された。

Dさん（67歳女性）は肺ガンで手術を受けた後、再発して両側の肺に転移した状態で当クリニックに来られました。

病院での余命宣告は1年でした。

しかし、結論から言うと、Dさんは免疫監視療法によって9年6カ月生存されました。それも、寝たきりとかではなく、千葉県の自宅から横浜の当クリニックまで、月に1回、お一人で電車に乗って治療を受けに来られるくらい、普通の生活ができる状態で長生きされたのです。

レントゲン写真を見ていただくとわかると思いますが、Dさんの腫瘍は縮小していません。

逆に、少しずつ大きくなっています。

しかし、このようにガンが進行していても、免疫力を高めることによって、ガンの増殖の勢いを抑えることができれば、たとえ腫瘍が増大しても、長い時間を有意義に過ごすことができるというわけです。

⑩免疫監視療法はいくらかかる？

最後に免疫療法の費用についてお話ししたいと思います。

免疫療法は健康保険が適用されませんので、すべて患者さんの自己負担になります。

また、日本では健康保険の適用を受けた保険診療と自由診療を組み合わせることが認められていないため、民間のクリニックで免疫療法を受ける場合は、検査料もすべて全額自己負担になってしまいます。

ただし、民間の医療保険によっては、自由診療の治療費が保険の給付対象になる保険もあります。その場合は治療費を保険でまかなうことができますので、保険の契約内容を確認しておいたほうがいいでしょう。

では、免疫療法の治療費ですが、これは治療法やクリニックによってかなり違っていますので一概には言えませんが、1回当たりの治療費（初診料や検査料を除く）はだいたい20～40万円で、それを1クール（6回）続けると、120～240万円くらいでしょう。高いところでは1クール（6回）で数百万円するところもあります。

ちなみに、当クリニックが行っている免疫監視療法は、BRPの静脈注射を基本的に1カ月に1回のペースで行います。

これを1クール（6回）続け、その後は免疫力の状態によって投与の間隔を2カ月に1回にするなどの調整をしていきます。

免疫監視療法の1回の治療費（初診料や検査料は除く）は9万2500円で、次章で紹介する温熱療法（免疫監視療法と組み合わせると効果が高い）が1回につき2万1600円となっています。（平成27年現在）

第６章

温熱療法を組み合わせることで治療効率がアップする

①ガン細胞は熱に弱い

「ガン細胞は熱に弱い」という話を聞いたことがある人も多いのではないでしょうか。

じつは、人間の細胞は42・5度以上になると死滅します。同様に、ガン細胞も42・5度以上になると死滅します。

しかし、正常な組織は自律神経でコントロールされていて、熱を加えられても、血管を拡張させ、血流を増やすことで熱を逃すことができるため、高温にならないので死ぬことはないのです。

これに対して、ガン細胞が自ら作り出した腫瘍血管は、神経支配を受けていないため、加温されても血管を拡張させることができず、熱を逃がすことができません。そのため、簡単に高温になって死滅してしまうのです。

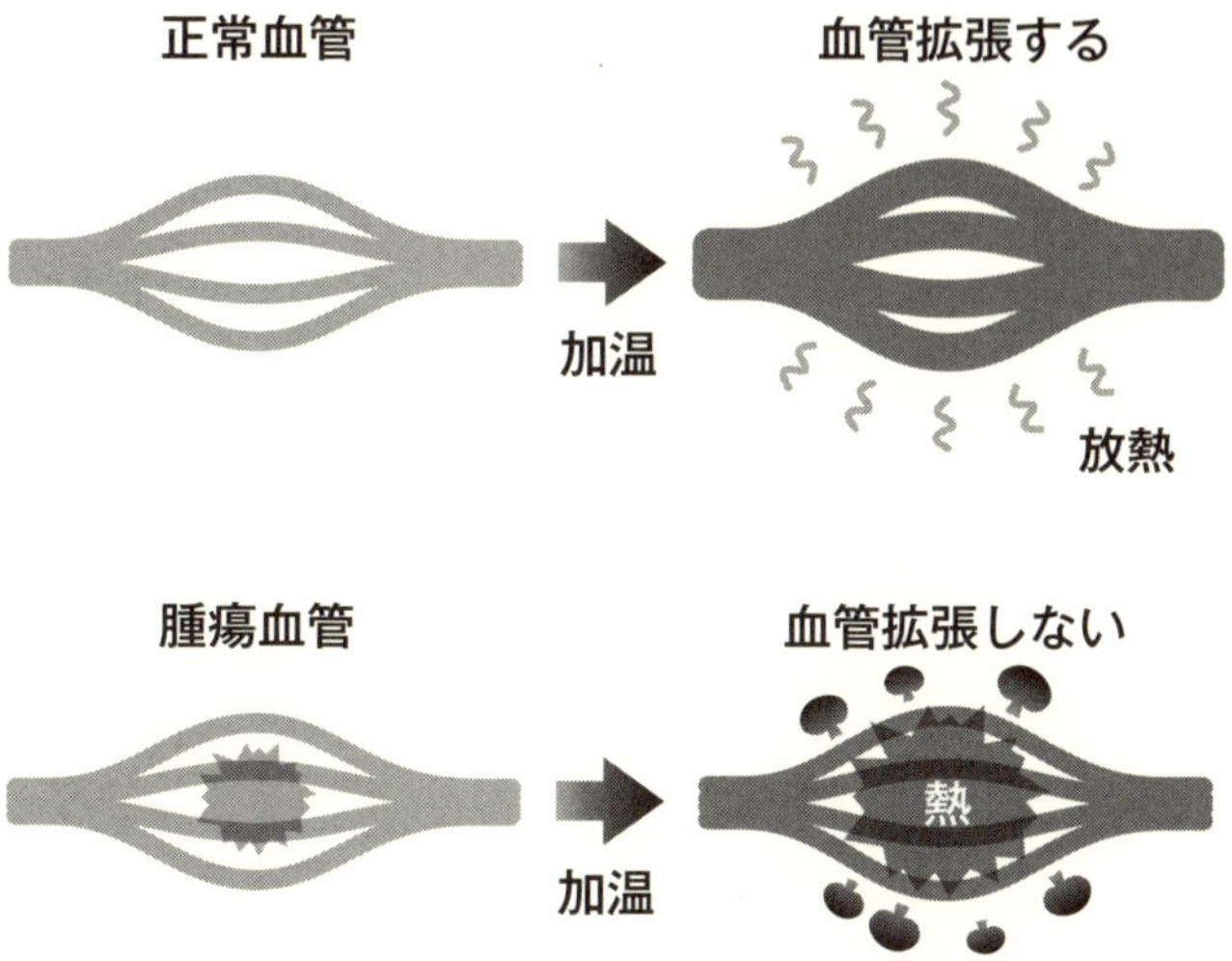

＜図表 11 ＞温熱時の正常血管と腫瘍血管
正常な組織は熱を加えられても、血管を拡張させ、血流を増やすことで熱を逃すことができるため、死ぬことはない。しかし、ガン細胞が自ら作り出した腫瘍血管は、通常の神経支配を受けていないため、加温されても血管を拡張させることができず、熱を逃がせないので死滅する。

② 温熱療法は痛みも副作用もない治療法

ガン細胞は熱に弱いという事実はかなり古くから知られていたのですが、ガンの治療に「熱」が用いられることはありませんでした。

なぜなら、ガンは身体の中心部など深い部分にできることが多いため、的確に深部のガンの温度を上げることが技術的に困難だったからです。

しかし、１９８４年に高周波の電磁波で加温する「サーモトロン－ＲＦ８」が登場したことによって、「ガン細胞は熱に弱い」という性質を利用して腫瘍を縮小させようとする温熱療法（ハイパーサーミア）が可能になったのです。

加熱の原理は、次のようになっています。

病巣部を中心に身体を挟んだ電極板から放出されるラジオ波が、生体分子に1秒間に800万回の振動を起こさせます。

そして、その摩擦運動によって自己的に発熱が起こることによって、局所深部の加温が可能になるという仕組みです。

温熱療法の治療時間は、一般的に45分間です。

これより短すぎると効果が出にくく、これより長すぎると患者さんの身体に負担がかかるため、この時間に設定されています。

痛みはなく、身体がポカポカする感じです。副作用もほとんどなく、身体にやさしい治療法といえるでしょう。

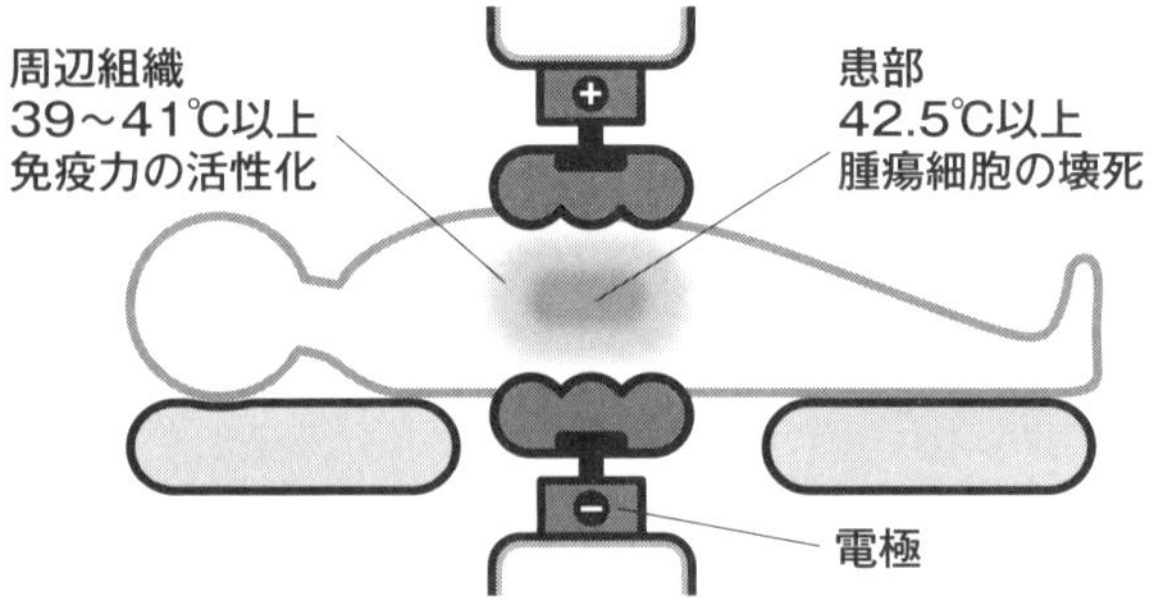

＜図表 12 ＞加熱の原理

病巣部を中心に身体を挟んだ電極板から放出されるラジオ波が、生体分子に１秒間に８００万回の振動を起こす。その摩擦運動によって自己的に発熱が起こることによって、局所深部の加温が可能となる。

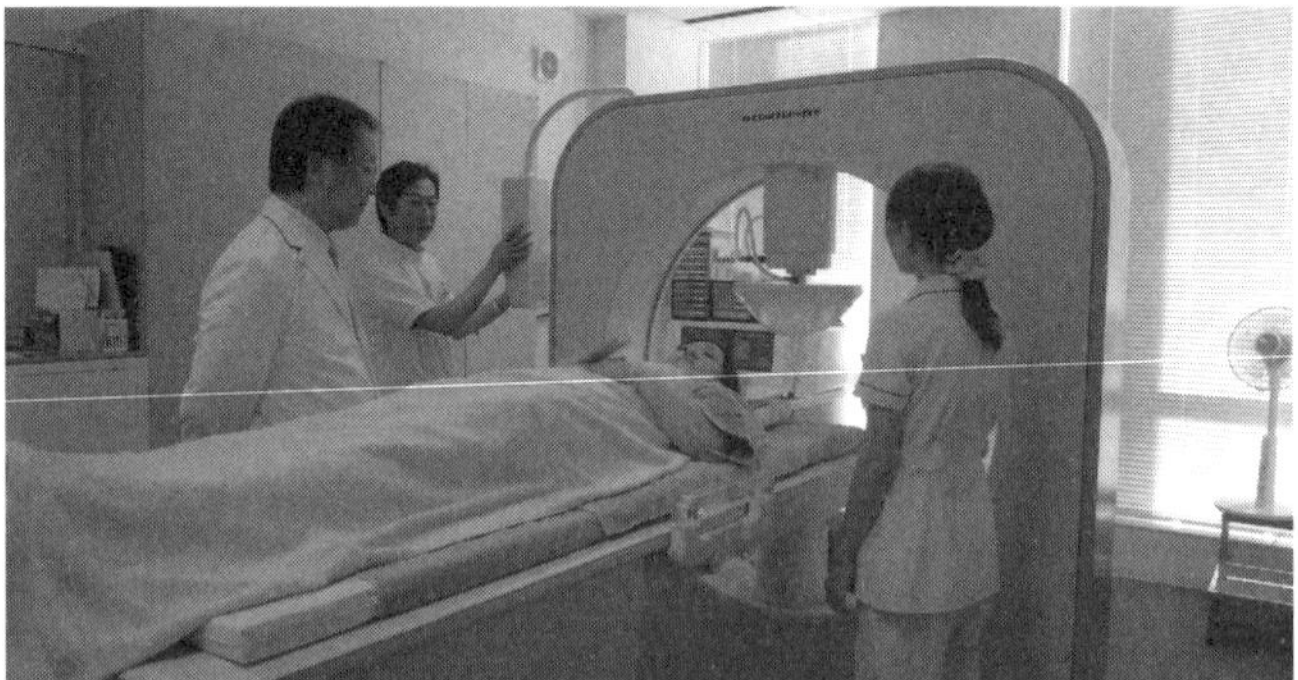

＜図表 13 ＞サーモトロンーＲＦ８

温熱療法専門治療機器「サーモトロンーＲＦ８」の登場によって、的確に深部のガン細胞の温度を上げることが可能になった。

③ 温熱療法は単独で用いられることは少ない

温熱療法がガン細胞を殺すことができる治療法であることは前述した通りですが、実際の医療現場では、温熱療法だけが単独で用いられることはほとんどありません。

なぜなら、温熱療法だけでは効率が悪いからです。

ガン細胞に熱を加えると、ガン細胞が熱ショックタンパクを出します。このタンパクは熱に対する耐性を持つことから、これが出ている間は、熱を加えても治療効果は上がらないわけです。

通常、温熱療法を行った後、2~3日は熱ショックタンパクによる耐性が続くことがわかっていますので、どんなに多くても週2回の治療が限度なのです。

そのため、温熱療法は抗ガン剤治療や放射線治療と組み合わせて使われています。

では、なぜ抗ガン剤治療や放射線治療に温熱療法を加えると治療効果が上がるのでしょうか。

まず、抗ガン剤や放射線が効果を発揮するためには、ガン細胞の周りに酸素がたくさんある必要があります。なぜなら、抗ガン剤や放射線は活性酸素の作用によってガン細胞を殺しているからです。

ところが、身体の奥深くに行けば行くほど酸素濃度が低くなるため、身体の奥深くにできたガンには、抗ガン剤や放射線が効きにくくなります。

そこで、温熱療法で身体を温めることによって血管が開いて血流が良くなると、ガン細胞の周りに活性酸素の元になる酸素がたくさん送られるようになるため、抗ガン剤や放射線の効きが良くなるというわけです。

④ 免疫監視療法に温熱療法を組み合わせると治療効率が上がる

当クリニックでも免疫監視療法に温熱療法を組み合わせた治療を行っており、効果を上げています。

なぜ、温熱療法を組み合わせているのか?

それは次の2つのメリットがあるからです。

1つ目は、温熱療法によって出てくる熱ショックタンパクがガン細胞の表面の目印付けの手助けをして、免疫細胞がガン細胞を発見しやすくなるということです。

すでに述べたように、免疫細胞が敵を発見し、やっつけるためには、その敵が正常な細胞とは違う構造を持っていなければなりません。

通常の体温から3℃以上の高温度を維持できれば、細胞は熱ショックタンパクと呼ばれる、ストレスに対抗するタンパクを作り出します。

このタンパク質は、熱をはじめとするストレスによって細胞内のタンパク質が変性を起こしてその構造が変化してしまうのを防いだり、変性を起こしてしまった異常なタンパク質を異物として細胞の膜表面に運ぶ、いわゆる運び屋として働くことが知られています。

温熱療法によって熱ショックタンパクを誘導することができれば、ガン細胞内の異常なタンパクを熱ショックタンパクが細胞表面に運び出す手助けをしてくれて、いわゆる目印付けを行うことが可能となり、免疫細胞が敵を発見しやすくなり、攻撃の効率が上がるわけです。

２つ目は、温熱療法によって、免疫に抑制をかけていたブレーキが解除できるということです。

前にも述べたように、ガンが進行している患者さんの多くは免疫のバランスが崩れガン細胞を攻撃する免疫細胞にブレーキがかかった状態になっています。

そのため、免疫監視療法ではＢＲＰという生理活性物質を静脈注射することで、司令官役の樹状細胞を活性化し、アクセルを踏み込むと同時にブレーキを解除しているわけですが、温熱療法にも樹状細胞を活性化させる効果とブレーキをかける制御性Ｔリンパ球を抑える効果があるため、ガン細胞に対する攻撃力がアップするというわけです。

次のグラフ（図表14）は、実際に温熱療法と免疫監視療法を併用した患者さんの治療経過中の各種サイトカイン産生量の変化を示すグラフです。

治療開始とともにIL‐12、ＩＦＮ‐γの産生量が増加していきます。逆にIL‐10の産生量は減少傾向を示しています。

途中経過が良好だったため、患者さんの希望もあり、温熱療法を中止している時期があります。ここでサイトカインの産生パターンに変化がありました。温熱を中止するとほぼ同時にIL‐12の産生量が急激に低下してしまったのです。その他のサイトカインではＩＦＮ‐γはIL‐12に遅れて低下傾向を、IL‐10は増加傾向を示しました。

温熱治療を再開するとIL‐12は再度上昇をはじめました。これに追従するように、ＩＦＮ‐γが上昇、IL‐10は低下傾向を示しました。

このことから免疫療法に温熱療法を組み合わせることで、早期に樹状細胞を

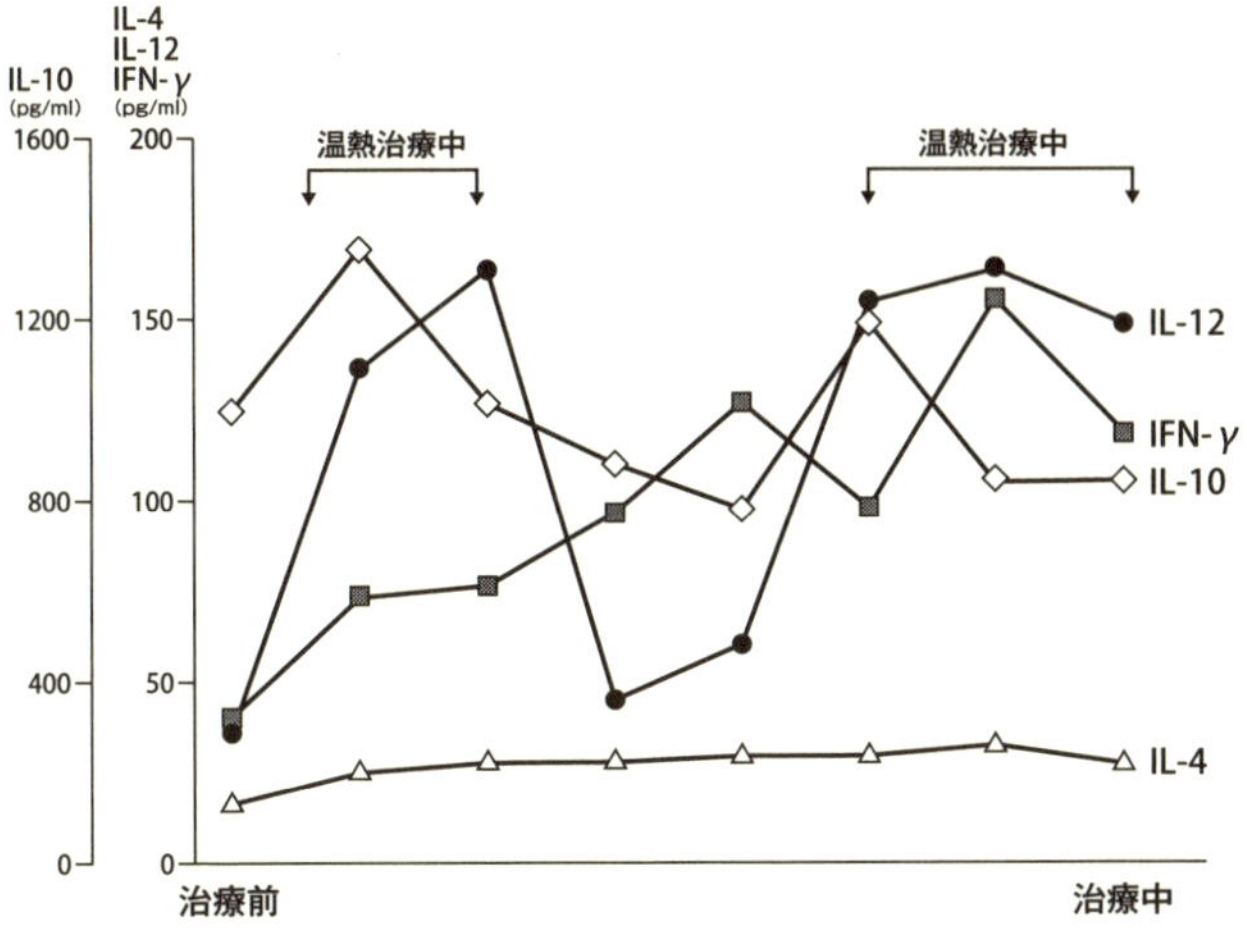

＜図表 14 ＞

■温熱療法施行前後の各種サイトカイン産生量の変化

温熱療法を中止するとほぼ同時に、応援団を活性化させる IL-12 の産生量が急激に低下。逆に、応援団の働きにブレーキをかける IL-10 は増加傾向を示した。

温熱治療を再開すると、IL-12 は再度上昇をはじめ、これに追従するように IFN- γが上昇、IL-10 は低下傾向を示した。

活性化してIL‐12の産生を高めることが可能であると考えられます。すなわち、免疫療法単独での治療よりも、温熱治療と組み合わせた治療のほうがより早くガン免疫を活性化することができると考えられるわけです。

そこで温熱療法と免疫療法を組み合わせた治療を受けた患者さんたちと、免疫療法単独の治療を受けた患者さんたちのサイトカイン産生量の違いを調べてみました。つまり、温熱療法を組み合わせることでガン免疫を促進するサイトカインIL‐12、IFN‐γとガン免疫を抑制するサイトカインIL‐4、IL‐10の産生パターンに違いが出るかどうかということを調べました（図15）。

測定のタイミングは通常の免疫療法単独ではあまり変化が認められない、治療開始から2カ月後、つまり免疫療法を2回、温熱療法を6回受けられた後のサイトカイン産生量の変化です。

治療開始前の各種サイトカイン量に対する治療後のサイトカイン産生量の増

【正誤表】

p157のグラフの数字(産生増加率%)は以下のようになります

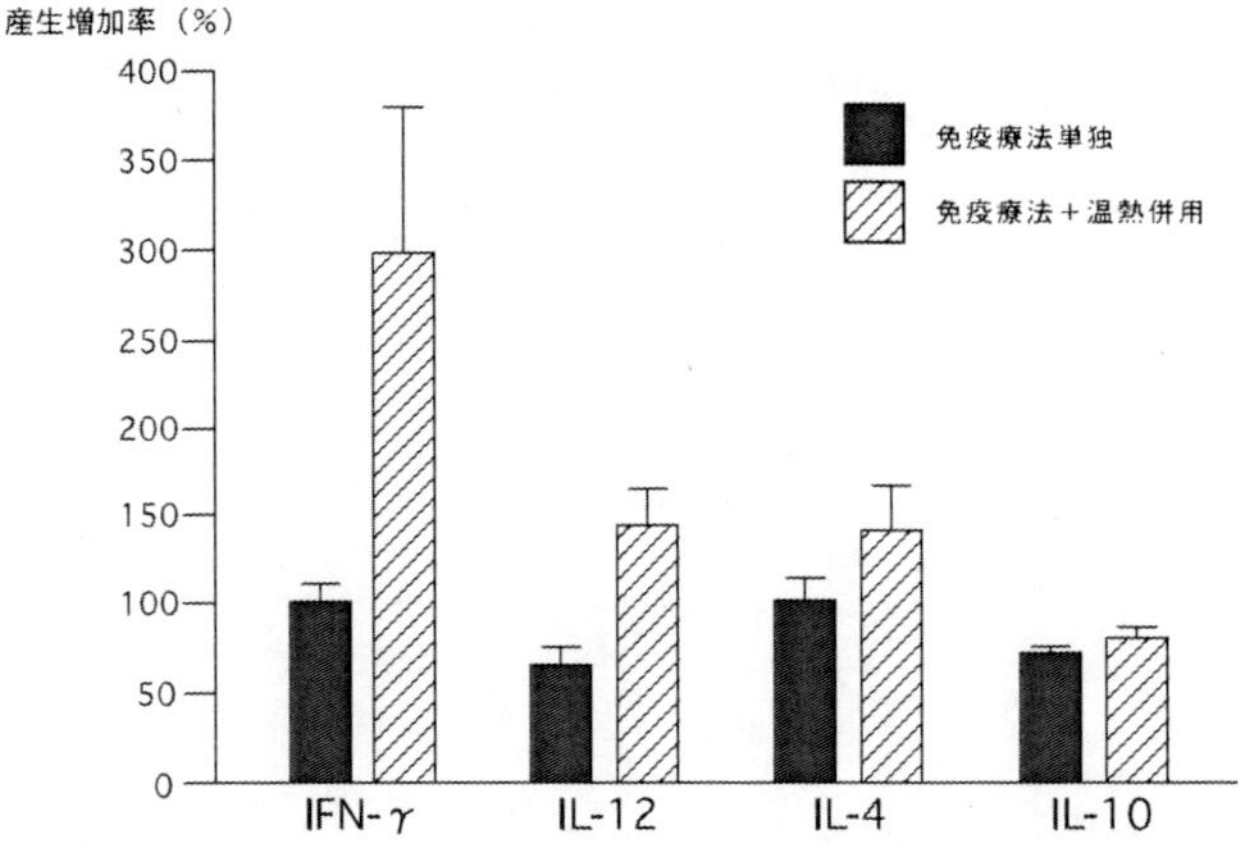

以上、お詫びして訂正いたします。　かざひの文庫　編集部

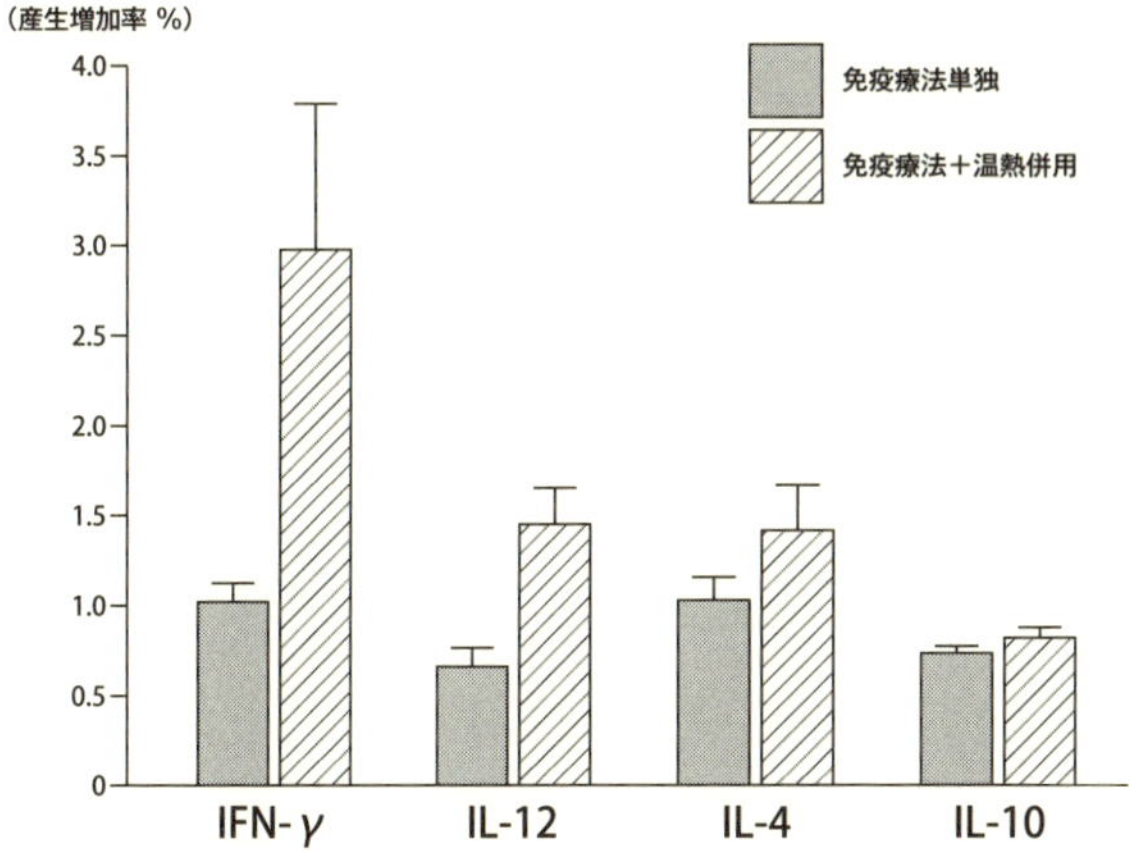

<図表 15>

■免疫療法単独群と温熱療法併用群の治療前後におけるサイトカイン産生増加率の比較

免疫療法と温熱療法を併用したときのほうが、免疫療法だけのときに比べると、応援団を活性化させるIFN- γとIL-12の産生増加率が明らかに高くなっている。

加率を示しています。

ガン免疫を抑制してしまうIL‐4、IL‐10に関しては温熱を併用しても、ほとんど違いを認めませんが、ガン免疫を促進するIL‐12、IFN‐γにおいて免疫療法と温熱療法併用群で明らかに上昇していました。つまり、温熱療法を併用することで、より効率よくガン免疫を高めることができるということがわかったのです。

⑤温熱療法が効かないガンと使えないガンがある

温熱療法は抗ガン剤治療や放射線治療、免疫療法とも併用できる治療法ですが、温熱療法が効かないガンもあります。

それは、白血病のようなかたまりを作らないガンです。

こういう腫瘤を作らないガンに対しては、局所的に加熱する温熱療法は使えません。

やるとしたら全身を加熱する温熱療法しかありませんが、これは患者の負担が大きくなります。

全身温熱は、まず人間の身体がすっぽり入るお釜のような入れ物の中に2時間入って全身を温め、そこから出た後も、全身にラップのようなものを巻いてさらに2時間身体を温めるという治療法です。

全身温熱は身体への負担が大きいため、全身麻酔をして行うことになります。

また、かたまりを作るガンであっても、ガンの場所によっては温熱療法が使えない場合もあります。

たとえば、網膜芽細胞腫という眼にできる腫瘍や、脳腫瘍のような頭蓋内にできる腫瘍です。

眼の場合は、加熱することによって眼球が破裂したり、白内障や網膜剥離を引き起こしたりすることがあるからです。

頭の場合も、加熱することで脳がむくみ出してしまうと、いろんなところに障害が出ることがあるからです。

このように温熱療法にも、効かないガンと使えないガンがあるのです。

第７章

免疫力をアップする
サプリメントとは？

①補助剤としてサプリメントが注目されている

最後に、免疫力アップに効果のあるサプリメント（健康食品）について紹介しておきたいと思います。

健康のためにサプリメントを摂取している人も多いと思いますが、サプリメントを摂取すれば「病気が必ず良くなる」ということはありません。

したがって、病気を治す手段として、サプリメントだけに頼りすぎるのはよくないといえます。

しかし、世の中にはサプリメントの摂取によって病気を克服したり、症状が改善したりした人がいることも事実です。

ただ、その「克服・改善」がサプリメントの効果であると言い切れないのも、これまた事実。

なぜなら、サプリメントの効果を科学的に証明することは非常に困難だからです。

しかし近年、ガンの統合医療を実践している多くの医療機関や医師により、1つの手段（補助剤）としてサプリメントが注目されるようになってきました。

当クリニックでも、免疫監視療法および温熱療法の治療効果の更なる向上を目指すために、サプリメントを補助剤として位置づけ、自信を持っておすすめできるサプリメントだけを患者さんにご紹介しています。

ちなみに、当クリニックが注目している免疫力アップに有効なサプリメントは次の４つです。

①キノコ類
②海藻類
③乳酸菌
④ビタミン

なぜ、これらのサプリメントが免疫力のアップに効果があるのか?
それについては、次項以降で順に説明していきましょう。

	有効成分	サプリメント
キノコ類	β（1-3）グルカン	LEM（シイタケ菌糸体）
	β（1-6）グルカン	アガリクス、グルコマンナン
	α（1-4）グルカン	AHCC
乳酸菌	ペプチドグルカン	ラブレ
海藻類	硫酸化フコース	フコイダン

＜図表 16 ＞当クリニックが注目しているサプリメント

②キノコ類に含まれるグルカンが免疫細胞を活性化させる

1つ目は、カワラダケやシイタケ、マイタケなどキノコ類のサプリメントです。キノコ類の有効成分は、菌糸体などに含まれるβグルカンやαグルカンなどの多糖類です。

これらの成分には、免疫細胞を活性化させる働きがあります。

具体的には、免疫監視機構の司令官役である樹状細胞やマクロファージがこれらの糖類を認識することで活性化し、情報伝達物質であるインターロイキン12というサイトカインを出します。

すると、第3章で説明したように応援団役である1型ヘルパーTリンパ球が活性化し、インターフェロンガンマやインターロイキン2などのサイトカインを産生して、攻撃部隊のキラー細胞を活性化させるというわけです。

免疫システムというのは、車と同じで長い間使っていないと反応が鈍くなってしまいます。

車も時々エンジンをかけて、アクセルをふかして、オイルを回してやる必要があるように、免疫システムもときどき体内に異物を取り入れて、免疫細胞を活性化させてあげる必要があるのです。

③数ある乳酸菌の中で免疫力をアップするのは植物性乳酸菌

2つ目は、乳酸菌のサプリメントです。

ひとくちに乳酸菌といってもさまざまな種類があるわけですが、免疫力アップに効果があるのは植物性乳酸菌です。

ラブレ菌は「すぐき漬け」というカブの一種の漬物から発見された乳酸菌で、ここ数年で注目度が高まっている乳酸菌です。

ラブレ菌は他の植物性乳酸菌と同様に、生きたまま腸まで届いて悪玉菌の増殖を抑え、便通を良くしたりする働きがあるほか、乳酸菌の中に含まれるペプチドグルカンという成分が免疫細胞を活性化させることがわかっています。

免疫細胞が活性化するメカニズムは先ほどのキノコ類と同じで、ペプチドグルカンが樹状細胞やマクロファージを活性化させることで、それに続く応援団や攻撃部隊も活性化するというわけです。

④ 海藻類のネバネバ「フコイダン」が免疫力アップに効く

３つ目は、ワカメやコンブ、メカブ、モズクなど海藻類のサプリメントです。「フコイダン」という言葉を耳にしたことがある方も多いと思いますが、フコイダンというのは、海藻類のネバネバ部分に多く含まれる硫酸化多糖体のことで、その中の硫酸化フコースという成分が免疫力アップに効果があると言われています。

フコイダンは１９１３年にスウェーデン人の科学者Ｈ・Ｚ・キリン氏によって発見され、その後１９９６年の日本癌学会で制癌作用が報告されてからサプリメントとして注目を浴びるようになりました。

フコイダンには、免疫力強化作用、ガン細胞のアポトーシス（自然死）作用、新生血管抑制作用、抗ガン剤の副作用軽減作用などがあると言われています。

このうち当クリニックが注目しているのは、免疫力強化作用です。

このメカニズムは、キノコ類や海藻類と同じで、フコイダンに含まれる硫酸化フコースが、樹状細胞やマクロファージを活性化させることで、応援団や攻撃部隊も活性化するというわけです。

⑤ビタミンは免疫力のブレーキを解除する

4つ目はビタミンです。

ガンが進行している患者さんは、免疫のバランスが崩れ、ガン細胞を攻撃する免疫細胞にブレーキをかけている状態になっていることは何度も述べてきたとおりですが、そのブレーキを解除する効果が期待できるのがビタミンです。

第3章で獲得免疫系の中には免疫細胞が活性化しすぎないように抑制をかける制御系Tリンパ球があるという話をしましたが、じつはそれ以外にも免疫細胞を麻痺させる免疫抑制細胞が存在しています。

その免疫抑制細胞を減少させる効果があるのがビタミンAやDなのです。

また、ビタミンC、Eには活性酸素の働きを抑える抗酸化作用があり、その作用が免疫抑制状態を解除させるというわけです。

ちなみに、前述したシイタケ菌糸体にも、制御系Tリンパ球の数を減らし、免疫力のブレーキを解除する効果があることが認められています。

したがって、シイタケには免疫力アップとブレーキ解除の2つの効果が期待できるといえるでしょう。

⑥ サプリメントでガンを予防！

以上が、当クリニックが注目しているサプリメントです。

ただし、本章の冒頭でも述べたように、サプリメントはあくまでサプリメント。薬のような劇的な効果があるわけではありません。

ですので、ガンの治療をサプリメントだけに頼るのはやめましょう。

あくまで補助剤として位置づけるようにしてください。

逆に、健康な人が普段から免疫力アップに効果のあるサプリメントを摂取しておくのは、免疫システムのメンテナンスという意味でいいことだと思います。ガン細胞が発生する頻度は変えられませんが、普段から免疫システムをメンテナンスしておくことによって、ガン細胞が発生したときにそれを認識する効率を上げ、攻撃力を高めておけば、その段階で処理することができるようになります。

第4章で紹介した免疫力のスイッチを入れる6つの習慣に、サプリメントをプラスするのもいいと思います。

おわりに

最後に少し思い出話をさせてください。

現在、当クリニックで行っている免疫監視療法は、私の父である佐藤一英が確立したものです。

もともと父は細菌学の研究者で、１９５０年代は大学の研究室で結核を治す薬を研究していました。

しかし、優れた抗結核薬がいくつも開発されたことで研究を中断。代わりにガンの治療法の研究を始めました。

このとき父が選んだのが、父の専門分野だった免疫システムに着目した治療法でした。

しかし長い間、思ったような実験結果が得られず、学会でも評価されない日々が続きました。

父自身も、父を支え続けた母も辛かったと思います。

●自宅がガンの研究所に

私は子どものころから、そのような両親の姿を見て育ちました。

当時、父は大学の研究室に勤務していましたが、大学には研究室ごとに予算があり、個人が希望する研究に使えるお金には限界がありました。

そこで、父は自費で自宅に研究室を作り、必要な機材をそろえ、実験用マウスも輸入し、マウスを繁殖飼育しながら、ガンの研究を始めたのです。

私たちも学校から帰ると、母と一緒にマウスの世話をして、父の研究を手伝ったものです。

マウスの話になると今でも思い出すのが、マウスと私たち家族の格差のことです。

当時、マウスのいる建物にはエアコンがあったのに、私たちの部屋にはエアコンはなく、真夏でも扇風機で過ごしていました。

今では、研究のためにはマウスの室内温度を一定に保つ必要があったということはわかりますが、当時は納得がいかず、複雑な心境でした。

しかし、父が「自分の治療法が効いてこの患者さんは良くなった」と言ってうれし泣きをしたり、逆に「今回は難しかった」と言って悔し泣きをしたりしている姿を見て、私も大きくなったら医者になって、父の手助けをしたいと思うようになったのです。

●大学卒業後、外科医としてがんばる

大学の医学部を卒業した私は、すぐには父のあとを継がず、外科医として勤務しました。

外科医の道を選んだのは、父から「将来ガン治療に携わるなら、外科医としての経験を積んでほしい」という助言を受けたからです。

父は放射線科医だったので、外科的なフォローを私に期待していたのだと思います。

その後、私は父の確立した免疫監視療法の理論的な裏づけを研究するために、大学院に進みました。将来、父のクリニックを継ぐにしても、「息子だから継いだ」というだけでは患者さんに失礼ですし、自分自身としても研究を重ねて理論の整理や実績を作っておきたかったからです。

●カリスマだった父が倒れる

ところが、私が大学院で研究中に、父が病気で倒れてしまったのです。このときばかりは、本当にどうしたらいいのか悩みました。

患者さんのほとんどが、父の治療を受けたくて来てくださっていたからです。

実際、私もときどきサポートで診療に入っていたのですが、知らずに来られた患者さんが、診察室のドアを開けて、私の顔を見るなり、ドアを閉めてそのまま帰ってしまわれることもありました。

正直、ショックでした。

そのような状況の中で1995年に父が急逝し、私がクリニックを継ぐことになったわけですが、どれだけの患者さんが残ってくださるかは、正直未知数でした。

ただ、治療方法は確立していましたし、私自身も大学院の基礎研究で理論を身につけていましたので、これまでと同じ医療を提供できる自信はありました。

しかし、父の持つ信頼感やカリスマ性は、受け継ぐことができません。

そこで、私は患者さんのお話を必死に聞き、診察にたっぷりと時間をかけ、納得していただける治療を目指しました。そして、まずは私のことを信頼していただけるよう、努力を続けたのです。

今思えば、あのころは本当に必死でした。

●ガンと診断されてもあきらめることはない！

父のクリニックを継いでから約20年が経ちましたが、父の代から合わせると、症例の数は約2万件を数えるまでになりました。

協力病院の症例数も合わせると、その数は4万件にもなります。

これだけの症例データを持っているクリニックは、おそらく日本でもそう多くはないでしょう。

私が本書を通じて一番伝えたかったことは、「ガンと診断されてもあきらめる必要はない」ということです。

手術で切除すれば治るガンもありますし、抗ガン剤で治るガンもあります。

また、余命1年や余命半年という宣告を受けたとしても、免疫療法によって免疫力を高めることで、ガンが治ったり、ガンの増殖を抑えて長生きしたりしている人が、世の中にはたくさんいるのです。

私たち医師の仕事の1つは患者さんにとって一番メリットのある治療をすすめるという、ある意味コーディネーターであると考えます。再発したガンや進行したガンの患者さんに何が何でも化学療法をすすめて、その他の選択肢を与えないような治療では、残念ながら患者さんのメリットにはならないと思うのです。

もちろん免疫療法を行ったとしても、再発進行ガンの患者さんを治すのは非常に困難です。実際、いずれの治療を選択したとしても亡くなってしまう方がずっと多いのです。だからこそ、なるべく副作用が少なく、最後まで希望が持てる治療を選んでみませんか。

私たちは、放射線療法にメリットがあるときは放射線療法をおすすめしますし、少数ではありますが、抗ガン剤が非常に有効で期待できるガンであれば、抗ガン剤をおすすめしています。

また、どちらも効かず、免疫の効果が期待できる場合には、もちろん免疫療法をおすすめしています。

免疫療法の弱点はすでに触れましたように、もともと低下している患者さんの免疫を活性化して、ガンと対抗できるレベルまで高めるのに時間がかかることです。

ですから、治療を始めてもしばらくの間はガン細胞が増殖し進行してしまう時期があるのです。そのため進行のスピードが速い暴れん坊のガンだと治療を始めても、追いつくことができずに患者さんを助けられないことが多々あります。その際、もし、放射線や抗ガン剤で時間が稼げるようであれば、それに免疫療法を組み合わせることを考えます。

それぞれの療法のメリットを生かして、なるべく患者さんを傷めつけないように行うのが本来の治療だと思うのです。

当院でのガン治療の主流は進行再発ガンの治療でしたが、これからは早期発見早期治療のさらに先をいった予防にも力を入れていきたいと考えています。

予防を考えた場合、特に重要になるのが、免疫の力を高めることだと確信しています。

食事や生活環境に注意することももちろん大切ですが、それと同時に免疫の力を高めることで、発生するガンを、固まりを作る前に細胞レベルでつぶすことが重要だと考えています。

予防医学の一部としても免疫療法を生かしていくことが必要になると考えているのです。

ガンの治療法は1つではありません。そして、必ずあなたに合った治療法は見つかります。

一人で悩まないでください。

あきらめずに、一緒にがんばりましょう！

●1日でも長く、家族との団欒の時間を過ごしてほしい

以前は、「最後の駆け込み寺」的な感じで、末期ガンの患者さんが当クリニックに来られるケースがほとんどでした。

しかし最近は、ガンの手術を受けた患者さんが再発予防のために来院されるケースや、ガンと診断された患者さんがセカンドオピニオンを求めて来院されるケースも増えてきました。

また、主治医からの紹介状と画像診断などの詳しい資料を持って来院される患者さんも増えてきたことから、医師たちの間でも免疫監視療法が認知されつつあることを実感しています。

しかし、まだまだ認知度は低いのが実情です。

私は亡き父の意思を継いで、父が人生をかけて確立したこの免疫監視療法を日本中に広めていきたいと思っています。

そして、一人でも多くのガン患者さんに、1日でも長く、家族との団欒の時間を過ごしてもらいたいと願っています。

*

最後になりましたが、父の時代から変わらずサポートしていただいている協力病院の先生方とスタッフのみなさん、出版の機会を与えてくださったかざひの文庫の磐﨑文彰さん、出版のきっかけを作ってくださった天才工場の皆さんに、この場をお借りしてお礼申し上げます。

また、いつも患者さんのためにがんばってくれているスタッフのみんなにも、この場を借りて感謝の言葉を述べたいと思います。いつもありがとう！　そして、これからもよろしくお願いします。

最後に、この本を読んでくださったあなたとそのご家族の未来が、明るいものになることを願ってペンを置きたいと思います。

平成27年4月吉日

横浜サトウクリニック　院長

佐藤　忍

著者略歴

佐藤 忍（さとうしのぶ）

医学博士。横浜サトウクリニック院長。医療法人社団自然会理事長。生体防御療法研究会副会長。1958年、群馬県前橋市生まれ。群馬大学大学院医学研究科修了。1995年に急逝した父のあとを継いで横浜サトウクリニックの院長に就任。親子二代にわたって免疫の研究を行うとともに、免疫監視療法によって延べ2万人のガン患者の治療と延命に携わる。

横浜サトウクリニック

〒231-0023 横浜市中区山下町23番地

日土地山下町ビル8階

TEL：045-641-9650　FAX：045-641-9692

HP：http://www.yscbrp.com

取材協力

ＮＰＯ法人 統合医療と健康を考える会
西洋医学における「ガン」の三大療法（手術、抗ガン剤、放射線治療）に限界を感じている患者に、統合医療を実践している病院や医師を紹介しているＮＰＯ法人。また、統合医療を実践している医師や大学の研究者を集め、統合医療におけるＥＢＭ（データ、実証に基づく医学）確立のための症例検討会を実施している。活動の主な目的としては、①患者自身の医療に対する関心の喚起、②現代医療、医学会、大学、政府、医療機関への要望や問題提起、③患者とその家族、一般の人々への統合医療に関する正しい情報提供、④予防医学の普及、などである。

〒890-0052　鹿児島市上之園町21-4
ザ・サンクチュアリー上之園１Ｆ
TEL：0120-661-566　FAX：0120-661-589
HP：http://www.tougouiryou.jp
Mail：info@tougouiryou.jp

新《あら》たなる選択《せんたく》
免疫監視療法《めんえきかんしりょうほう》
免疫力《めんえきりょく》のスイッチを入《い》れて、ガンを自分《じぶん》で治《なお》す！

著　者　佐藤《さとう》 忍《しのぶ》

2015年5月9日　初版発行

発行者　磐﨑文彰
発行所　株式会社かざひの文庫
〒110-0002　東京都台東区上野桜木2-16-21
電話／FAX：03(6322)3231
e-mail：company@kazahinobunko.com
http：//www.kazahinobunko.com

発売元　太陽出版
〒113-0033　東京都文京区本郷4-1-14
電話：03(3814)0471　FAX：03(3814)2366
e-mail：info@taiyoshuppan.net
http：//www.taiyoshuppan.net

印刷・製本：シナノパブリッシングプレス
出版プロデュース：株式会社天才工場　吉田 浩
編集協力：堀内伸浩
装丁：緒方 徹

ISBN978-4-88469-839-3